中医古籍名家

总主编◎吴少祯

点评

丛书

清·程文囿◎撰

沈庆法◎点评

程杏轩医案

中国医药科技出版社

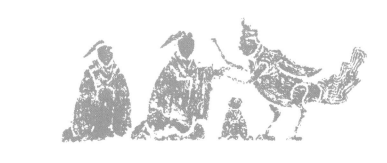

图书在版编目（CIP）数据

程杏轩医案／（清）程文囿撰；沈庆法点评 . —北京：中国医药科技出版社，2018.1

（中医古籍名家点评丛书）

ISBN 978 - 7 - 5067 - 9791 - 7

Ⅰ.①程… Ⅱ.①程… ②沈… Ⅲ.①医案 - 中国 - 清代 Ⅳ.①R249.49

中国版本图书馆 CIP 数据核字（2017）第 293680 号

美术编辑 陈君杞

版式设计 麦和文化

出版　中国医药科技出版社

地址　北京市海淀区文慧园北路甲 22 号

邮编　100082

电话　发行：010 - 62227427　邮购：010 - 62236938

网址　www. cmstp. com

规格　710 × 1000mm $^1/_{16}$

印张　12

字数　137 千字

版次　2018 年 1 月第 1 版

印次　2023 年 4 月第 3 次印刷

印刷　三河市百盛印装有限公司

经销　全国各地新华书店

书号　ISBN 978 - 7 - 5067 - 9791 - 7

定价　**30.00 元**

获取新书信息、投稿、为图书纠错，请扫码联系我们。

《中医古籍名家点评丛书》
编委会

⊛ | 出版者的话

　　中医药是中国优秀传统文化的重要组成部分之一。中医药古籍中蕴藏着历代名家的思维智慧与实践经验。温故而知新，熟读精研中医古籍是当代中医继承、创新的基石。新中国成立以来，中医界对古籍整理工作十分重视，因此在经典、重点中医古籍的校勘注释，常用、实用中医古籍的遴选、整理等方面，成果斐然。这些工作在帮助读者精选版本、校准文字、读懂原文方面发挥了良好的作用。

　　习总书记指示，要"切实把中医药这一祖先留给我们的宝贵财富继承好、发展好、利用好"，从而对弘扬中医药学、更进一步继承利用好中医药古籍提出了更高的要求。为此我们策划组织了《中医古籍名家点评丛书》，试图在前人整理工作的基础上，通过名家点评的方式，更进一步凸显中医古代要籍的学术精华，为现代中医药的发展提供借鉴。

　　木丛书遴选历代名医名著百余种，分批出版。所收医药书多为传世、实用，且在校勘整理方面已比较成熟的中医古籍。其中包括常用经典著作、历代各科名著，以及古今临证、案头常备的中医读物。本丛书致力于将现有相关的最新研究成果集于一体，使之具备版本精良、校勘细致、内容实用、点评精深的特点。

参与点评的学者，多为对所点评古籍研究有素的专家。他们学验俱丰，或精于临床，或文献功底深厚，均熟谙该古籍所涉学术领域的整体状况，又对其书内容精要揣摩日久，多有心得。本丛书的"点评"，并非单一的内容提要、词语注释、串讲阐发，而是抓住书中的主旨精论、蕴含深义、疑惑谬误之处，予以点拨评议，或考证比勘，溯源寻流。由于点评学者各有专擅，因此点评的形式风格也或有不同。但其共同之点是有益于读者掌握、鉴识所论医籍或名家的学术精华，领会临床运用关键点，解疑破惑，举一反三，启迪后人，不断创新。

　　我们对中医药古籍点评工作还在不断探索之中，本丛书可能会有诸多不足之处，亟盼中医各科专家及广大读者给予批评指正。

中国医药科技出版社

2017年8月

余序

作为毕生研读整理、编纂古今中医临床文献的一员，前不久，我有幸看到张同君编审和全国诸多相关教授专家们合作编撰《中医古籍名家点评丛书》的部分样稿。感到他们在总体设计、精选医籍、订正校注，特别是名家点评等方面卓有建树，并能将这些名著和近现代相关研究成果予以提示说明，使古籍的整理探索深研，呈现了崭新的面貌。我认为这部丛书不但能让读者系统、全面地传承优秀文化，而且有利于加强对丛书所选名著学验主旨的认识。

在我国优秀、靓丽的文化中，岐黄医学的软实力十分强劲。特别是名著中的学术经验，是体现"医道"最关键的文字表述。

《礼记·中庸》说："道也者，不可须臾离也。"清代徽州名儒程瑶田说："文存则道存，道存则教存。"这部丛书在很大程度上，使医道和医教获得较为集中的"文存"。丛书的多位编集者在精选名著的基础上，着重"点评"，让读者认识到中医药学是我国优秀传统文化中的瑰宝，有利于读者在系统、全面的传承中，予以创新、发展。

清代名医程芝田在《医约》中曾说："百艺之中，惟医最难。"特别是在一万多种古籍中选取精品，有一定难度。但清代造诣精深的名医尤在泾在《医学读书记》中告诫读者说："盖未有不师古而有济于今者，亦未有言之无文而能行之远者。"这套丛书的"师古济今"十分昭著。中国医药科技出版社重视此编的刊行，使读者如获宝璐，今将上述感言以为序。

中国中医科学院

余瀛鳌

2017年8月

目录 | Contents

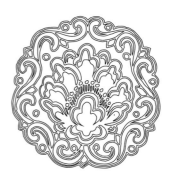

全书点评 ◉

　　《程杏轩医案》为清代著名医家程文囿著。程文囿，字观泉，号杏轩。安徽歙县人。生活于乾隆、嘉庆年间（1736—1820），积数十年之功，编成《医述》十六卷，另汇编《程杏轩医案》，亦名《杏轩医案》。该书选材精严，记述详实可信，是一部内涵丰富、特色鲜明的医案佳作。

一、成书背景

　　程氏少时学儒术，长改习医，钻研方书，遂精医术。由于医书浩繁，难以检阅，乃积数十年之力，上自《内经》，下至近代名医，综贯众说，编成《医述》16 卷（1826）。书中辑历代医籍 300 余种，兼及经史子集，保存中医学术资料甚富。这为他编著《程杏轩医案》积累了雄厚的学术思想和指导临床的基础。

　　其次，他严谨的治学态度，坚持医者治病，所据为医理，临证必须要继承前贤经验，结合前人之医案，相互印证，则审证用药，进退更为裕如；而所凭医案之真实性值得怀疑，则一切无从谈起。故终其一生，所选医案仅 192 则，可见其著述之不苟，采择之精严。由于仔细推敲前人医案是难以尽信的，或语涉怪诞，或矜夸异常、大言不惭，或言医事者少、而言人事者多、喧宾夺主、标榜医名，或叙证太简、又无接方转药，令人无从揣摩，种种流弊，不一而足。所以，他著述严肃，郑重不苟，认为医案之选必须要贵在能予人以启迪，新人耳目。

二、主要学术思想

1. 立足《内》《难》，师法仲景

程氏立足《内经》，师法仲景，载运用张仲景经方治验24则，是新安医学著作中典型的经方医案代表。继承发扬仲景学说，以凭证用方，不拘体质与时令；医贵变通，知常达变；艾灸与方药并用；熟读深研经典，推崇景岳，研习吴门医家温病学术思想，融汇历代其他医家学术精华，兼收并蓄，选立方有据，用药灵活，形成了其独特的学术特色。

2. 实事求是，不避错失

程氏每叙一案，皆简介病史，指明主症，详阐辨证，最关键的是案后涉及转归预后，如此可使读者窥其全豹，评判得失有所依循。案语文字平实晓畅，亲切不浮，不掩己功，但也不讳己过，读之如与作者、患者晤对一室，謦咳可闻。如初集"洪楚峰孝廉中脏殆证再生奇验"案，程氏以其中脏见五绝证候，目为不治，勉为处方地黄饮子合大补元煎，也只是聊尽人事，讵意服药后，痰平鼾定，目开能言，渐次调理而愈。效出意外，而不是意其必效，是谓有实事求是之心，无哗众取宠之意。

此外，案中尚有记述多则久治不应和不药自痊案，如续录载"族妇眩晕，续堂弟媳所患证同，治皆无效，不药自痊"及"堂妹吐证"（神经性呕吐），言情志之疾，未可全凭药力，若情随境转，常可向愈。言意外之效，或是久治无效，或是不药自痊，只说明医学的"此事难知"，作者从实而录，并不降低自己名医的身份，相反，后人以其诚实不欺之心，更令人增钦仰之情。

3. 新人眼目，古今互通

程氏临证阐述病证具有时代的特色，其中有相当数量的医案，根据其记述，可以确指为现代医学的何病，更加可以看出作者见闻识

广，经验丰富，阅历甚多。如文中已述及的带状疱疹案，阿米巴痢疾案，幼女偏瘫案，神经性呕吐案，尚有初集"方玉堂翁孙女暑风惊证"案，分析乙脑后遗症有数月而愈者，有数载而愈者，有终身不能愈者；再有初集"吴礼庭兄时感肿腮消后睾丸肿痛"案，述及腮腺炎并发睾丸炎；还有初集"方绣文兄夫人怀孕，日吐清涎数碗"案，言妊娠反应，剧烈呕吐，"胎前诸治不应，产后不治自瘥"；初集"柳荫千兄令爱无故发斑"为"特发性血小板减少性紫癜"；初集"族媪血崩奇证"，述及病此，皆告不治，实为今所称宫颈癌；初集"梅文彩兄令堂病类噎膈奇证"案，似膈非膈，病此十余年，肌肉不瘦，起居如常，其病为胃肠神经官能症无疑。如此著录详细，在古代医家医案中，可以说是绝无仅有，从案中举症进行深刻分析，以及进行前后比较来看，完全可以说明作者临床观察之细、述理之精，与著述郑重不苟之心。

4. 也案也话，重在临床

《程杏轩医案》不是简单的诊病日记的摘抄，而是一部带有医话性质的医案选集。案语夹叙夹议，或揭示病机；或点明治法；或三言两语，要言不烦；或议论风生，言无剩义，贵在能指点迷津，启迪心思。《医案·辑录》收辑的医案，是程氏晚年的作品，多数医案可以当做医话医论看，蕴涵了程氏一些重要的学术思想，不可以其议论多而忽慢之。如辑录"鲍禹京翁夫人厥证治法节略"案就是一篇论述厥证的重要论文，其中发明由郁致厥的"肝厥"治肝三法，辛散、酸收、甘缓，以"逍遥散"为的对之方，道前人之所未道，丰富了后世肝病的治法，该案论病议治，斟酌方药，细致熨贴，已臻化境，值得细玩。

程氏反对只读医书，穷研医理，而应更要多临证以增长见识和才干。他在初集"汪木工感证舌苔变易之奇"案中，述其见舌、苔由"微黄而润"，继则"色紫肉碎"，终则"形短而厚，满舌俱起紫泡，大如葡萄"，诊视五日，变幻如出五人，故发感慨："生平历治伤寒、瘟疫诸候,曾未见此舌苔","诸书亦鲜言及,真匪夷所思也,谚云:读尽王叔和,不如临证多,洵非妄语!"医者以愈病为能事,纸上谈兵,其言再辩,终也无济于事。旧时读书人,多喜涉猎医书,但若无临床基础而侈言医学,常易害事。故徐大椿有"涉猎医书误人论"(《医学源流论》)。

还有,初集"汪氏妇热病喜饮沸汤"案中,程氏未以一叶障目而不见森林,从全局着眼,舍喜饮热汤一症而不问,果敢投以寒凉重剂而获功。假使拘泥医书成法,以喜热饮为寒证而投温药,岂非抱薪救火。故他感言:尽信书则不如无书。

5. 倡言不服药得中医

程氏在医案中多处言及"不服药,得中医",这一医学认识得自于自己丰富的临床经验,使他初步体会到有一些疾病,是可以不仰仗医药而自然向愈的,一个医生承认这一点,是需要勇气的。《程杏轩医案》以自己的亲身的临床观察,著录了一些不药自瘥的个案,这在医家的著作中是不多见的,对医者、病家都有参破天机的警世作用。另一方面,若认证不清,盲目施治,不见其功,反见其害,使得本可治愈的疾病变得不可治,是治疗比不治疗更坏。故程氏反复强调,病伤可医,药伤难医,倡言慎药。用现代的观点来看,其态度虽然谨慎消极,但防止医源性疾病和药源性疾病产生的这一认识应是可取的。尤其要注意情志之病不能够全凭药力,草木无情。

6. 治病必本,愈病三要

程氏强调见病不治病,实即治病求本之谓。他在初集"王氏妇痹证"案及辑录"江氏子足痹"案中,以痹证多以疼痛为主诉,医者患者皆喜用风药如桂麻羌独之属,祛风通络止痛,图快于一时,殊不知药性峻烈,难以监制,最终耗伤气血,故不见其益,反见其害。若从补益气血,调养脾胃,培补肝肾着手,虽收效缓慢,但能守方不移,终竟会获全功。故程氏戒言"医贵变通,未可见病治病,印定眼目","见病医病,非但病不能医,而命也难保也!"

而对于治病有三要，他在续录"饶君扬翁公郎风温证治原委"案分析道，治此风温重证获痊，其关键有三：一是自己审证准确，成竹在胸，无所犹疑，一心赴救；二是患者及家属择医不二，即使中途稍遇波折，始终笃信不疑；三是再有戚友同人不妄加议论，道是说非，共襄其功。故程氏概言：凡起一大证，务须病家能笃信，医者有主持，旁人不妄议，三者失一，不可为矣！真可以说是融合了患者之情，医者之情，旁人之情，深得愈病社会学之旨，发人深思。

三、评价及学习之要

纵观全书，虽非篇篇皆是疗效卓著、药后立起沉疴之作，但多数确非庸常浮泛之案。观其立论辨证上溯岐轩，祖述仲景，既服膺景岳之通达平正，又取法天士之轻灵活泼，吸纳百家，冶为一炉，蔚然成一临床大家。

不少医家评价此书，为安徽新安医学之代表作，书中所选诸家医案"务求超群迈众，阅之令人心思开阔"。而"超群迈众""心思开阔"正是全书的特点，移之作为评语，非常恰当，名副其实。书中于医者和患者之所求、所信，均有现实意义。而其学习时，须于述证论治之后，要细心体会，辨析作者叙述，寥寥数语，寓意颇深。

这是一部经得起中医药历史检验，为后人获益而不为多见的医案医话之经典著作。

沈庆法

2017 年 8 月

【初集】

刘序 | ⊛

　　新安程子杏轩，深于医，着有《医案》一书，发明其理甚悉。予因思医书，惟《灵枢》《素问》最古，虽未敢必为神农氏以后之书，然其为战国时神于是术者之所为无疑也。由是推之，《春秋左氏传》医和医缓诸论说，更推之《周官》医师食医疡医诸职守，所云阴阳风雨晦明之生疾，九窍九脏之变动，辞约义备，医之理尽矣。后世着书者，代作短长，往往互见，程子去其短集其长，盖尤有心得。《医案》一书，谓与《灵枢》《素问》并传可也。

嘉庆十年孟夏月长沙刘权之

鲍序 | ◉

　　轩埃绵藐，岐风阒寥。《素》《灵》之书，辽乎远矣。杏轩程子，高悟绝世，精思迈伦，擅潘陆之诗名，工俞扁之道术。平生疗疾，多著奇效，或蹈背而出血，或举水而灌头，瞩垣一方，腾誉千里。仆尝遘危候，赖君获全，爰契洽夫兰金，实感深于肉骨。暇日造膝，示我成编。紧要则象内之契元珠，钩沉则纪昌之贯轮虱。生枯起朽，能事匪一，视色察毫，殊绩累奏。虽葛仙金匮之作，孙氏龙宫之秘，隐居本草之录，宣公集验之书，方兹蔑矣。懑然心服，退而弁言，洵堪拯夫膏肓，请以授之剞劂。

嘉庆庚申长夏愚弟鲍桂星

　　子华子有言：医者，理也，意也。盖理明则意得，意得则审脉处方，无所施而不中。于以称国工不难，吾宗杏轩先生其人也。先生性颖悟，工诗，隐于医，为人疗疾，应手辄奏效。余同年鲍觉生，尝遘危疾，赖先生起之，母称道不去口。一日出先生所着医案，属余弁言，余受而读之，见其审脉处方，深得古人四然二反之理，而神明其意，以是叹先生之艺之精，非寻常执经方习针石者所能望其项背也。然则是书其桐君之别录，越人之逸篇也夫。

嘉庆十年岁在旃构蒙赤奋若余月中浣鹤樵国仁拜书

自序

医之有案也，昉于汉之仓公。继仓公而作者，代有其人。若明之薛氏立斋、喻氏嘉言，其尤著矣。余自惭颛陋，安敢步诸贤之后尘。虽然庄生不云乎，轮扁之斫轮也。得之于心，而应之于手，余亦自道其得心应手者而已矣。且夫医之为术也，蔑古则失之纵，泥古又失之拘。

余自业医以来，以古为师，亦或间出新意，以济古法所未及。虽未能发皆中鹄，而郑重不苟之心，固有可自信者。故凡应手之处，往往录而存之，以自验学力之浅深。太史鲍君觉生，见之称善，劝付剞劂，余迟疑者久之；迄今所存之案日益多，友人江君晋三，复促梓行，窃不自揆，竟徇其请，因即其信于心而应于手者，聊录一二，尚乞海内高明君子，进而教之。

岁在阏逢困敦嘉平月既望程文囿自序

【点评】全书以"蔑古则失之纵，泥古又失之拘"为指导思想，能出新意，以达到"济古法所未及"之目的，非人云亦云也。为临床典范和实在之作，也是中医治病真实的思维。

许静亭翁夫人产后感邪重用清下治验

丹溪云：产后当以大补气血为主，他证从未治之。言固善矣，然事竟有不可执者。乾隆乙巳仲夏，岩镇许静翁夫人病，延诊。据述：产后十二朝，初起洒渐寒热，医投温散不解，即进温补，病渐加重，发热不退，口渴心烦，胸闷便闭。时值溽暑，病患楼居，闭户塞牖。诊脉弦数，视舌苔黄。告静翁曰：夫人病候，乃产后感邪，医药姑息，邪无出路，郁而为热。今日本欲即用重剂清解，恐生疑畏，且与一柴胡饮试之，但病重药轻，不能见效，明早再为进步。并令移榻下楼，免暑气蒸逼。诘朝视之，脉证如故，舌苔转黑。众犹疑是阴证。予曰：不然。阴阳二证，舌苔皆黑。阳证舌黑，黑而润滑，病初即见，肾水凌心也。阴证舌黑，黑而焦干，热久才见，薪化为炭也。前方力薄，不能胜任，议用白虎汤加芩连。饮药周时，家人报曰：热退手足微冷。少顷又曰：周身冷甚。静翁骇然，亦谓恐系阴证，服此药必殆。予曰：无忧。果系阴证，前服温补药效矣，否则昨服柴胡饮死矣，安能延至此刻。此即仲景所谓热深厥亦深也，姑待之。薄暮厥回复热，烦渴欲饮冷水，令取井水一碗，与饮甚快。予曰：扬汤止沸，不若釜底抽薪，竟与玉烛散下之。初服不动，再剂便解黑矢五六枚，热势稍轻，改用玉女煎数剂，诸候悉平，调养经月而愈。众尚虑其产后凉药服多，不能生育。予曰无伤。《经》云：有故无殒。至今廿载，数生子女矣。壬戌岁，与订朱陈焉。予来岩镇谭医，自静翁始。

【点评】此案突出辨证求因和审因论治的重要性，特别要正确理解"丹溪云：产后当以大补气血为主"，要师古而不泥古。

刘明府少君先天不足心脾内亏治法

刘少君年近三旬，春间由都来徽，抱疾数月，食减形倦，心悸少寐，浮火上升，间或见血。医云：肝肺火盛。药投清降，屡治不效。金文舫中翰荐延予诊，谓曰：病由先天不足，心脾内亏所致。丹溪云：虚火可补，实火可泻。虚以实治，宜乎无功。拟黑归脾汤合生脉散，数服稍应。复诊令照原方再进，诸恙渐平，接服丸药。次春北上，秋归晤之，状貌丰腴，前病如失。

【点评】此案突出虚以实治，故用之无效，说明辨证明确，投药即效。

鲍觉生宫詹郁伤心脾证类噎膈殆而复生

鲍宫詹未第时，游昆陵幕，抱疴半载，百治不痊，因买舟回里，延予治之。望色颊赤面青，诊脉虚弦细急。自述数月来通宵不寐，闻声即惊，畏见亲朋，胸膈嘈痛，食粥一盂，且呕其半，粪如羊矢，色绿而坚，平时作文颇敏，今则只字难书，得无已成膈证耶。予曰：君质本弱，兼多抑郁，心脾受伤，脾不能为胃行其津液，故食阻；二肠无所禀受，故便干。若在高年，即虑成膈，今方少壮，犹可无虞。方仿逍遥、归脾出入，服至数十剂，病尚未减，众忧之。予曰：内伤日久，原无速效，况病关情志，当内观静养，未可徒恃药力，续得弄璋之喜，予曰：喜能胜忧，病可却矣。半月后果渐瘥，仍劝往僧斋静养，共服煎药百剂，丸药数斤乃瘳。因更号觉生，盖幸其殆而复生也。

【点评】情志之病，投药而效不显，草木无情，尤须怡养心情，心病要由心药医。

洪楚峰孝廉中脏殆证再生奇验

洪楚峰孝廉病，遣使延诊。问其使曰：何候？曰：中风。问年几何。曰：耋矣。予曰：殆证也。辞不往，使者强之。将及门，闻邻人语云：病将就木，医来何为。若能起之，其卢扁乎。入视，身僵若尸，神昏不语，目阖口张，声齁痰鸣，遗尿手撒，切脉虚大歇至。予曰：此中脏也。高年脏真已亏，况见五绝之候，不可为矣。其弟曰：固知病不可为，然尚有一息之存，安忍坐视，求惠一七，姑冀万一。勉处地黄饮子合大补元煎，以为聊尽人事而已，讵意服药后，痰平齁定，目开能言，再剂神清食进，复诊更加河车、鹿茸，脉证大转。续订丸方付之，半载后因视他病，过其家，见翁矍铄如常矣。

【点评】患者中脏重症，投地黄饮子合大补元煎奏效，说明辨证准，用药精，胆大心细尤为紧要。

方萃岩翁公郎滑精证治

萃翁公郎，禀质向亏，诵读烦劳，心神伤耗。初病浮火上升，继则阳强不密，精时自下。诊脉虚细无力，方定六味地黄汤，除茯苓、泽泻，加麦冬、五味、远志、枣仁、牡蛎、芡实，期以功成。百日服药数剂未应，更医病状依然，复召诊视。予曰：此水火失济象也，岂能速效。仍用前方再加龙骨、蒺藜、桑螵蛸、莲蕊须，合乎滑者涩之之意。守服两旬，虚阳渐敛，精下日减。但病久形羸食少，究由脾胃有亏。《经》云：肾者主水，受五脏六腑之精而藏之，是精藏于肾，非生于肾也。譬诸钱粮，虽贮库中，然非库中自出。须补脾胃化源，欲于前方内参入脾药，嫌其杂而不专，乃从脾肾分治之法，早用参苓白术散，晚间仍进前药。服之益效，续拟丸方，调养而瘳。

【点评】此案从脾肾分治之法，究其源由，实从仲景治阴阳两虚而建中气以使营卫气血生化之源充涵的理虚大法而来。

余氏子疟后变证

余氏子八龄，形瘦阴虚，夏患瘅疟，愈后失调。值秋燥时，偶作寒热，幼科泛投疏散之剂，转致躁扰搐搦，危证百出。余翁求视，以决死生。予见其儿，肢掣痰鸣，身热烦躁，势颇危笃。诊脉神根未败，予曰：疾固剧矣，然尚可生。翁喜叩其说，予曰：惊风一证，时世无传，小儿受害，不可胜数。喻氏虽辟其谬，特重外感，轻内伤。《经》曰：东方青色，入通于肝。其病发惊骇，医昧病因，用方通套，偶遇强实而应者有之，特此儿所患，本非外因，良由肾水下虚，肝失所养，木逢金制，故作寒热，状似外感。误投疏散，津液更伤，因而肝风鼓动，变幻若此。予尚望其生者，因其脉犹未败耳。方拟六味地黄汤，滋水生木，更加归、芍、甘草、钩藤之属，和阳熄风，风熄而惊自定矣。翁闻言甚悦，服药痰平热退，不搐不烦，另制膏子药与服全愈。

【点评】疟后变证，从根本治疗，勿忘肾水充涵肝木之意。

汪典扬翁外孙女体弱感邪证变抽掣

典翁外孙女年三岁，病经旬日，发热便泻，初服疏导药不应，忽作抽掣，复请前医视之，云系动惊，更加金药琥珀。典翁邀予商酌。望其儿，色白神疲，头身虽热，四肢冰冷，按脉沉细无力。谓曰：病乃质亏感邪，便泻多日，脾元受伤，以致肝风内动。金石之品，不可用也，拟六君子汤加炮姜、桂枝，服药热退泻稀，再服肢温泻止，惊亦不作。

【点评】观其面色白神疲，按脉沉细无力，是识症之关键，以健中而达制木之目的。

方玉堂翁孙女暑风惊证详论病机治法

玉翁孙女年四龄，夏间感受暑风，热发不退，肢搐体僵，目斜口喎。予曰：此暑风急惊也。暑喜伤心，风喜伤肝，心肝为脏，脏者藏也，邪难入，亦复难出，证虽可治，然非旦晚能愈。且内服煎药，仍须参以外治之法，令挑黄土一石，捶细摊于凉地，上铺荷叶，再用蒲席与儿垫卧，慎勿姑息。俟热退惊定，方可抱起，药用防风、香薷、柴胡、钩藤、连翘、川连、石膏、木通、生甘草，引加鲜菖蒲、扁荚叶，清暑疏风，一切金石之类，概置不用。盖病因暑风生热，热生惊，金石镇坠锢邪，最为害事。依法服药，守至七朝，热退惊定。渠家以为病愈，恐久卧凉地不宜，将儿抱置床上，当晚热复发。予令仍放土上，热即退。尚不之信，次晚复抱起，热又发，乃问所由。予曰：邪未净也。又问邪何日可净，予曰：伤寒以十二朝为经尽，大概亦需此期，届期上床安卧，不复热矣。药换养阴，调和肝胃，诸恙皆平，惟喑哑不能言，其母忧甚。予曰：无伤，将自复。阅三月，果能言。予按此证，小儿夏间患者甚多，治不如法，往往不救，较之寻常惊证特异。考诸古训，鲜有发明，惟近时吾郡许宣治先生，叙有十则，辨论颇详。至若卧置土上，垫用荷叶一法，犹未言及。予治此证，每用此法获验，盖土能吸热，荷叶清暑故耳。特其惊之作，必由热盛而成。然有一热即作者，有热二三日而作者，其状悉皆昏迷搐搦，肢厥切牙，轻者时昏时醒，重者七日方苏，极重者至十二朝始转。若由吐泻而起，脉细质亏，不能受清凉者，多不可治。倘不因吐泻，一热即惊，脉洪质实，能受清凉者，十中可救七八，勿视其危而弃之也。再按惊后喑哑一证，诸书亦未论及，每见证轻者，病后多无此，患重者有之。然有喑至一两月愈者，有三四月愈者，有终身不愈者。予堂侄女惊后数载始能言。又见保村族人子，惊后喑哑，至今十余年，竟不能愈。其故总因多服金石之药所致，若未服此等药，虽包络暂闭，当自开耳。

【点评】暑风乃内科发热中重危急症，此案先与清热息风欠力，而祛邪解毒更不能少，而后病至十余年竟不能愈，也非多服金石之药，宜从痰瘀阻络考虑。

方宅揆翁幼孙暑风惊证病愈之奇

宅翁幼孙，夏月患暑风惊证，热盛神迷，肢瘈齿龄，目斜，予照治玉翁孙女法。数日，证犹不转，不啼不食，气息奄奄，俨如就毙。翁以为殆。予曰：病诚可畏，若在他候，则无生理，惟此证乃暑邪内闭心窍，幸得窍开，尚可挽回。仍令守视勿懈，一夕迅雷骤至，儿卧地上，忽然作声，如梦初觉，此后神明渐苏，热平惊定。斯证予虽为治愈，然理殊不可测，岂雷气通于心，雷动则蛰启，心为邪闭，得雷声而启耶。

【点评】此症从暑邪内闭心窍认识尚可，至于说雷气通于心，费解。

洪荔原翁尊堂大头时疫真热假寒之证

荔翁尊堂，年届六旬，初发寒热，疏散不解，越日头颅红肿，渐及面目颐颊，舌焦口渴，发热脉数。予视之曰：此大头时疫证也，东垣普济消毒饮最妙。翁云：家慈向患肠风，体质素弱，苦寒之剂，恐难胜耳。予曰：有病当之不害，若恐药峻，方内不用黄连亦可。市药煎熟，仅饮一杯，旋复吐出。病患自觉喉冷，吸气如冰，以袖掩口始快。众见其拒药喉冷，疑药有误，促予复诊，商欲更方。细审脉证，复告翁曰：此正丹溪所谓病患自觉冷者，非真冷也。因热郁于内，而外反见寒象耳。其饮药旋吐者，此诸逆冲上，皆属于火也。如盈炉之炭，有热无焰，试以杯水沃之，自必烟焰上腾，前治不谬，无庸迟疑。令将前药饮毕，喉冷渐除，随服复煎，干渴更甚，头肿舌焦如前。荔翁着急，无所适从。予曰：无他，病重药轻耳。再加黄连，多服自效。如言服至匝旬，热退肿消，诸恙尽释。可见寒热真假之间，最易惑人，若非细心审察，能不为所误耶。

【点评】寒热真假，当宜细辨，病于急重之时，更应细心审察。

又夫人子嗽

荔翁夫人，怀孕数月，嗽喘胸痹，夜不安卧，食少形羸。予曰：

此子嗽也。病由胎火上冲，肺金被制，相傅失职，治节不行。《经》云：咳嗽上气，厥在胸中，过在手阳明太阴。夫嗽则周身百脉震动，久嗽不已，必致动胎。古治子嗽，有紫菀散，百合汤法，犹未善。鄙见惟补肺阿胶汤，内有甘草、兜铃、杏仁、牛蒡清金降火，糯米、阿胶润肺安胎，一方而胎病两调，至稳至当。服药两日，咳嗽虽减，喘痹未舒，方内加苇茎一味，取其色白中空，轻清宣痹。再服数剂，胸宽喘定，逾月分娩无恙。

【点评】治子嗽用补肺阿胶汤，可谓至稳至当，如加黄芩更妥。

族兄奏韩挟虚伤寒因循贻误救治原委

族兄奏韩，年逾四旬，外腠内亏，邪乘虚入，寒热咳嗽，头身疼痛，脉大无力。予初投温散不解，转用补中益气汤加姜、枣，辅正托邪。语其侄曰：令叔病候不轻，慎勿泛视。旁人以为病轻药重，更医漫不为意，迁延数日，势渐鸱张。延同道余朗亭先生诊治，不肯立方，既而曰：程某现居比邻，胡不邀来同议。乃复相招，观其病状增剧，面红目赤，舌黑唇焦，神识昏乱，脉息豁大空虚，势欲内陷。因与余君商，以壮中温托，仿六味回阳饮方法。无如渠家皆系女流，其侄少不谙医理，或谓烦热，若此再投姜、附，必致逾墙上屋，故此迟疑，药不敢服。又复因循，病势更剧，再请余君不至，合家张皇，其侄偕鲍履平兄来舍恳治，并乞札邀余君，予为作书余君始至。宾朋交集，时金若融兄在座，私谓予曰：子可尽力举方，服药之事，吾能任之。复与余君斟酌，仍用前方，融兄俟药煎熟，面督服下。次日神采稍回，脉象渐敛，方除炮姜，加枸杞、山萸，又服一剂，热退舌润。再将附子分两减半，加杜仲、山药。继进大补元煎，两月始康。

【点评】此案治从根本，力纠前偏，且不为病情变化，惊惶失措而无主意，这是治急重症必须要注意的。

方牧夫兄尊堂寒湿内伏加感外邪

嘉庆甲子初秋，牧兄邀视伊母恙云：家慈年逾五旬，外腴内亏，病经八日，上热下冷，痰多汗少，咳嗽作呕。昔患淋痛，兹亦带发，医为散风清暑，治俱不应，又以为肝火，拟用龙胆泻肝汤，求为决之。予曰：淋证为本，感证为标，从本从标，当观病之缓急，未可臆断也。比往诊视，脉细面青，身热足冷，时正酷热，病患犹盖毡被，舌苔白滑，胸腹胀闷，不饥不渴。谓牧兄曰：尊堂之病，乃寒湿内伏，加感外邪。治宜温中逐邪，淋痛无暇兼顾，方用苍白二陈汤，加姜、附、白蔻以温中燥湿，桂枝、秦艽以彻其表。牧兄问服药以何为验？何期可愈？予曰：伤寒以舌为凭，舌苔退净，病邪自清，计非二候不可。初服舌苔稍退，再剂已退其半，服至四剂，寒热全解，舌苔退净，淋痛亦止。惟腹闷食少，大便未行，次日忽便泻数次，金以伤寒漏底为虑。予曰：无妨。仲圣云：胃家实，秽腐当去也。方易六君子汤，加谷芽、苡仁、泽泻、神曲，健脾渗湿。三日内共泻二十余行，始得胸宽食进。越日忽又发热，诊脉浮大。予曰：此复感也。牧兄曰：病患日来俱卧帐中，邪何由入。予曰：想因日前便泻，夜间下床，恙久体虚，易于感耳。仍用六君子汤，加姜、附、秦艽，一服即平。

【点评】此案说明辨证正确，投药获效之后，一定要药随证变，而于病情反复时，更应清楚地进行辨识，否则随意更张，病又变化。

曹近轩翁感后食复

近翁同道友也，夏月患感证，自用白虎汤治愈。后因饮食不节，病复发热腹胀，服消导药不效，再服白虎汤亦不效，热盛口渴，舌黄便闭。予曰：此食复也。投以枳实栀豉汤，加大黄，一剂和，二剂已。仲景祖方，用之对证，无不桴鼓相应。

【点评】食复乃仲景告诫后人病愈后而饮食不节，而致病情变化。但不能对已变之证，而仍投以未变之方，胶柱鼓瑟，当未奏效，故更应注意要药随证变。

曹肖岩翁春温两感危证

道友曹肖岩翁，故居杨村，侨寓岩镇，乾隆甲寅春初病寒热头痛，自服温散不解，又因胸膈胀闷，疑夹食滞，加用消导亦不效。直至七朝，热发不退，精神恍惚，予视之曰：病由冬不藏精，又伤于寒，邪伏少阴，乘时触发，即春温两感证也。渠虑客中不便，乃归，诘朝延诊，势渐加重，神昏脉大，面赤舌黑。方仿理阴煎，补中托邪。渠师仇心谷先生，见方称善。次早复诊，予告仇公曰：此病全是真元内亏，邪伏于里，猝难驱逐，吾料其热烦过二候，始能退去。热退神自清耳。复订六味回阳饮与之。越日再视，热盛舌干，烦躁脉数，因易左归饮，令服两剂，期届二候，果汗出热退。守至两旬，饮食大进，日啜糜粥十余碗，便犹未圊。其昆季问故，予曰：人胃中常留水谷三斗五升，每日入五升，出五升。缘病中全不能食，胃中水谷，久经告竭，今虽日啜糜粥，不足弥缝其阙，并未有余，焉能骤便。予阅方书，案载一人病后，纳食颇多，并不欲便，亦无胀楚，众疑之。医曰：胃津亏耗，燥火用事，所进之食即销熔，其渣滓须待津回燥润，方能便利如常，阅月余便始通，今才两旬，何虑为？后至三十余日便通，病亦全却。

【点评】此案已认伏气，当知阴精已见内耗，后改服左归饮，乃见汗出热退。不知先投益真阴之品，以避病情之曲折，不会再入危证。

又三郎麻闭急证

肖翁三郎心成兄，幼时出麻，冒风隐闭，喘促烦躁，鼻扇目阖，肌肤枯涩，不啼不食，投药莫应。翁商于予，见其势已濒危，谓曰：此麻闭急证，药非精锐，蒉能挽救。方疏麻杏石甘汤与之。一服，肤润麻渐发出，再服，周身麻出如痱，神爽躁安，目开喘定，继用泻白散，清肺解毒，复用养阴退阳之剂而愈。予治麻闭危候，每用此方获验。盖麻出于肺，闭则火毒内攻，多致喘闷而殒，此方麻黄发肺邪，杏仁下肺气，甘草缓肺急，石膏清肺热，药简功专，所以效速。可见仲景方不独专治伤寒，并能通治杂病也。

【点评】此案中，麻闭者乃疹不透发，而现邪毒内闭之危证。后一以麻杏石甘辛寒透发，二以泻白清肺热解毒，三以养阴退却余热而收功，层次清楚，思路活泼，善用仲景法也。

吴芳崖兄幼孙胎疟

芳兄乃孙，甫生两月，即患胎疟。幼科金用疏导和解不愈，面色黄滞，口鼻手足俱冷，予疏六君子汤，加炮姜。芳兄曰：襁褓即可服参耶？予曰：小儿如初生萌芽，不惯风日，攻伐宜少，补益宜多，况疟久脾伤，温补脾元，重扶生气，不易法也。服药色泽肢温，疟止无恙。

【点评】此案乃幼科病症，结合不同体质，针对不同病情，以温补脾元获效，颇有启示。

方理丰翁中寒脱阳殆证救苏

理翁年逾五旬，耽于酒色，时值寒夜，邻家邀饮，起身小解，昏眩仆地。促予往视，面白肢厥，口鼻气冷，神昏遗溺，脉细如丝。予曰：阳脱矣。奈何？渠子弟泣求拯治，仓卒市药不及，令先取艾火，灸气海、关元数壮，并煎姜汤灌之。少顷，呻吟出声，方订参附汤，因其力难办参，姑用党参二两，附子一两，浓煎服讫，四肢渐温，目开能言，异归。诘朝脉色略回，惟呕恶畏寒，不思饮食，将前方分两减半，参合理中汤方法，与服二日，转用右归饮，温补肾元，月余方能起簀。

【点评】此案乃灸药并用救治急重危证。先以灸气海、关元，续进参附汤，再予右归饮，次序分明，药随证变，故奏全功。

方晋偕翁乃媳咳嗽成痨预决不治

晋翁乃媳，秋间咳嗽，不以为意。交冬渐甚，午后寒热。医云外感，服药不效，遂致形倦肌瘦，食少便溏。予视其行动气促，诊脉弦劲无胃，询其经期，三月未至，私谓晋翁曰：此殆证也，危期速矣。翁惊曰：是病不过咳嗽寒热，何以至此？予曰：《经》云二阳之病发心脾，有不得隐曲，女子不月，传为风消息贲者，死不治。刈脉弦劲无胃，乃真脏也。《经》又云：形瘦脉大，胸中多气者死。脉证如此，何以得生？辞不举方，逾旬而殁。

【点评】此案显示了程氏辨证之精，预后之准。他在患者因咳嗽寒热为他作外感治，敢于断其危期速矣，列举三大根据，即脉呈真脏之象，月事三月未至，形瘦脉大，后果如其言而逾旬而殁。

潘氏室女经闭成痨不治之证

潘氏室女，年十五岁，初患腹痛，驯至咳嗽寒热，形瘦食少，诊脉细数，询经事愆期三月。予曰：痨证也。辞不治。未百日而殁。历见妇人咳嗽寒热，脉数经闭者，多不可治，若室女更无一生。任用补虚清热，解郁调经诸法，总无灵效。求诸古训，鲜有良法。惟《金匮》载有大黄䗪虫丸，及百劳丸二方，喻氏阐发其义，窃思此证当其初起，血痹不行，痨瘵将成未成之际，即以此药投之，祛旧生新，或能图功，亦未可料。倘迁延时日，元气已衰，则无及矣。识此质诸明哲。

【点评】此案乃痨瘵，常为"多不可治，若室女更无一生"。现为肺结核重症后期。

方灿侣翁腹痛蓄瘀脱血治愈并商善后法

灿翁年近七旬，向患腹痛，一夕忽吐下紫瘀血块数碗，头晕自汗，目眩神疲，诊脉芤虚，谓其子曰：此血脱证也。书云：久痛多蓄瘀。盖腹痛数年，瘀蓄已久，一旦倾囊而出，夫气为血之帅，高年气虚，切虑晕脱。古人治血脱，每用独参汤以益其气，但目下参价甚昂，恐难措办，乃订大剂黑归脾汤，资其化源，固其统摄，未几获痊。次年病复，虽不若前之剧，亦觉困倦莫支，仍守前法治愈。其子忧甚，恐其再发，商图善后之策。予思血蓄之故，必有窠囊，如水之盈科而进，按胃为生血之源，脾为统血之脏，苟脾健胃强，则气血周流，何蓄之有？经以六经为川，肠胃为海，譬诸洪水泛滥，究缘江河失疏，为订二方，早用归脾丸，晚用参苓白术散，每方俱加丹参、干漆二味，冀其去瘀生新。服药经年，其病遂绝。

【点评】此案为血脱证。《仁斋直指方》强调：一切血证，经久不愈，每每以胃药收功。脾胃为气血生化统摄之脏，脾健胃强，则气血周流，何蓄之有？所以服药经年，病渐去矣。

农人某攻痞动血昏晕急证

农人某，久患痞积，腹如抱瓮。偶遇方士，教以外用灸法，内服末药，即可刈根。某信之，数日后，忽觉心嘈如饥，吐下紫瘀，成碗成盆，头晕不能起坐，无力诊治。舁至镇中戚家，招予往视。病者倦卧榻上，闭目呻吟，方欲诊脉，又血涌出，状如豚肝，遍地皆污，昏晕手战切牙。戚家恐其脱去，急欲扛回。予按脉虽虚细，尚未散乱，戒勿惊扰，姑俟之。少顷晕定，令先灌米饮以安其胃，续灌党参汤以益其气，再与八珍汤一剂，嘱尽今晚服尽，明日再商。诘朝人来请云：昨服药血幸止，惟心慌气坠，睡卧不安。思血脱之后，心脾必亏，乃易归脾汤，加黑姜，令其扛归，多服自效。后果如言。

【点评】此案先从得胃气则生出发，安胃后即益气，无形之气所当急固，有形之血不能速生，气能生血，再投补益心脾之归脾汤，则神渐安。

王以仁翁乃郎暑病热久伤阴

以翁乃郎年五岁，夏月病逾两旬，诸药罔效，发热不退，汗多口渴，色白肌瘦，切脉虚数无力。阅前方悉皆清散之属，翁问：病势何如？答曰：极重。又问：此为何病？予曰：暑病也。初治甚易，医不如法，热久伤阴，元气被伐，犹幸肝风未动，急宜养阴，保金生水，尚有生机。方用首乌、穞豆皮、扁豆、沙参、玉竹、麦冬、五味、石斛、茯苓、丹皮，令取稻露煎药，守服四剂，汗止热退，更进麦易地黄汤，神采渐转。惟饮食欠旺，参用六神散，餐加元复。

【点评】此案辨证立法均好，用药宜用首乌改白芍为妥。

又翁自病肝郁证似外感

以翁自病寒热胁痛，口苦食少，呻吟不寐，已经月余，服药不应，自以为殆。诊脉弦急，知其平日情志抑郁，肝木不舒，病似外感，因系内伤，与加味逍遥散，一服而效，数服而安。

【点评】此案从诊脉弦急而知其病在肝，且知其平日情志抑郁而投加味逍遥散而安。此证也易为外象所惑。

吴秀森翁干脚气

秀翁年将五十，体虚多劳，初病足痹，医治数月不效，诊脉虚濡无力，视其腓肉枯瘪，膝盖肿大，谓曰：此干脚气也，又名鹤膝风。病由肝肾下亏，邪乘虚伏，医者不知温补托邪，泛从标治，转致血气耗伤，无性命之虞，有终身之患。治仿大营煎，加附子、党参、河车、鹿角胶，初服十剂，其痛已减，再服十剂，足能履地，续服丸药，枯回槁泽，行动如常。

【点评】此案以下虚识证，其脉虚濡无力，当从肝肾治而获效。

洪临川兄幼女偏废

临兄女三岁，右肢痿软，不能举动，医作风治。予曰：此偏废证也。病由先天不足，肝肾内亏，药当温补，若作风治，误矣。临兄曰：偏废乃老人病，孩提安得患此。予曰：肝主筋，肾主骨，肝充则筋健，肾充则骨强，老人肾气已衰，小儿肾气未足，其理一也。与右归饮，加参鹿角胶，数十服乃愈。

【点评】此案从辨证出发，仔细分析其临床表现，勿拘泥于经文中关于痿证的论述，审因论治，才能获效。

吴礼庭兄时感肿腮消后睾丸肿痛

礼兄平素体虚，时感寒热，耳旁肿痛，维时此证盛行，俗称猪头瘟。医与清散药两剂，耳旁肿消，睾丸旋肿，痛不可耐，寒热更甚。予思耳旁部位属少阳，睾丸属厥阴，肝胆相为表里，料由少阳之邪，不从表解，内传厥阴故耳。仿暖肝煎，加吴萸一剂而效。同时族人泽瞻兄病此，予诊之曰：得无耳旁肿消，睾丸肿痛乎？泽兄惊曰：子何神耶。亦用煎法治愈。后阅《会心录》，载有肿腮一证，云：医不知治，混投表散，邪乘虚陷，传入厥阴，睾丸肿痛，耳后全消，昔贤之言，询不诬也。

【点评】此案乃瘟毒之邪，入里从足厥阴肝经至睾丸肿痛，表里之品无以奏效。

庄炳南兄素禀火体病治与众不同

炳兄禀质多火，喜凉恶热，夏月常以冷水灌汗，露卧石地为快，素患痰火，方用生地、丹皮、麦冬、山栀、栝蒌、黄芩、知母等味，发时服之即安，乃至他病亦服此方，并食肚肺馄饨汤，汗出即解。暇时向予道及，予曰：痰火药应用凉，若凡病守服一方，似无其理。倘属伤寒阴证，恐其误事，后当慎之。一日果患阴暑感证，寒热身痛，脉细肢冷，予投以附子理中汤不应，再强服之，病反加重，坚不服药。索食馄饨肚肺汤，予谓荤油腻邪，戒勿与食，不听。食后得汗反安，欲服常治痰火方，家人劝阻不可，竟服之。病却，后亦无损。予思咫尺间，人病体质之殊若此。则南北地土不同，风气各异，其人其病又何如耶。《素问·异法方宜论》，不可不玩索也。

【点评】治病联系患者体质很重要。此处所述阴暑，非静而得之原意。

柳荫千兄令爱无故发瘈

嘉庆甲子秋，予在邻村，偶值余朗亭先生云：日前往富堨视一女子，病甚奇。初起无故发瘈，医言是火，多投凉药，渐变损怯，今脉证俱败，此何故也？予曰：无故发瘈，事属罕闻。若云变怯，大都清凉过剂，元气被戕耳。越日荫兄令爱，两胫癍出，密密形如锦纹，诊脉和平，询其寝食如常，别无他疾。予曰：勿药。荫兄曰：乃重候，安可勿药。因以余公所云告之，竟听予言。后退无恙，设当时杂投汤药，不几踵富堨女子之覆辙乎？

【点评】临证审因不清，亦无治验记录，当予细心观察，不能随意杂投汤药。

柳闻莺兄挟虚伤寒并后患阴疟误截致变拯治始末

闻兄体虚感邪，兼挟内伤，病起寒热肢厥，诊脉沉细，初投当归四逆汤，肢厥虽回，身热未退，审属少下亏，邪乘虚陷，更进理阴煎两剂，复诊脉转浮大，舌黑面红，奄奄欲脱，贫士无力服参，姑以党参、熟地各四两，熬成浓汁，昼夜与浆粥间进。神稍回，脉稍敛，尚觉心烦内热，舌枯津涸，嘱煮团鱼汤煎药。诸候渐平，又转为疟。发时甚剧，多方图治，百日始痊。后数年，因夏伤于暑，秋发痎疟，邪伏于阴，寒热夜作，予用补中益气汤，参香薷饮数剂未止，自求速愈，杂服截疟诸方，气血大伤，面青形倦，寝食俱废，目中时见红光，溲溺淋漓。复迓予治，悉屏疟门套药，仿四明治久疟不愈，用养营汤送八味丸法，十剂而止。

【点评】观此案可看出程氏立法用药之精细，先用当归四逆汤，理阴煎以救厥逆回而神气虚，另用团鱼汤煎药，滋阴而平舌枯津涸之证，药随证变，投之即获峰回路转。数年以后，对其因秋发疟，弃截疟诸方，而取养营汤送八味丸而奏效，思路活泼，用药精细。

方绣文兄夫人怀孕日吐清涎数碗

绣兄夫人，旧冬曾患弱证，今春又病肝风，俱予治愈。续复得一奇证，口吐清涎，日计数碗，《道经》云：涕、唾、精、津、汗、血、液，七般灵物总属阴。涎亦液属，久吐真阴必伤，然百计治之不止，语其妇曰：古有咽华池真水之法，咽之不吐何如。妇曰：若强咽下，即惯惯欲呕。诊手少阴脉微动，问经事两月未行，告绣兄曰：脉象似属妊娠，不卜昔年怀孕有此证否。曰：拙荆往年受孕，原有吐证，但所吐者食耳，此番证绝不类。况旧病体虚未复，焉能受孕？予曰：据脉多属重身，不然断无此等奇证，今不论其孕否，专意补养肝肾，兼益脾胃，以俟消息。交夏后腹中跃动，孕形渐露，复邀诊视，绣兄笑曰：拙荆累孕矣。但吐涎如故奈何？予曰：无伤，产后当自止。分娩后涎竟止。计自春徂冬，十月之间，所吐涎沫无算，而津液竟无所损，且胎前诸治不应，产后不治自痊，亦异事也。

【点评】此案告之临证时，一定要辨证正确，诊断无误，否则，不可乱投药石，要仔细观察。

曹德酬兄乃郎水肿

德兄乃郎年十四岁，证患水肿，医投利水诸药无效，转致腹大如鼓，足冷如冰，头身俱肿，阴囊光亮欲裂，行动喘促，势甚危急，诊脉沉细无力。谓曰：此脾肺肾三脏内亏之病也。肺虚则气不化精而化水，脾虚则水无所制而反克，肾虚则水无所主而妄行，仲师金匮肾气丸，如禹之治水，行所无事，实为至当不易之方。无如病久形羸，消耗药多，真元败坏，恐难挽矣。德兄固请救治，仍用本方，旬日而验，不月而痊。

【点评】水肿病宜辨虚实，此案论治从根本治疗，使益火之源，以消阴翳；阳气充沛，邪水自退。

方咏葭兄伤寒转疟并论胎疟病因

咏兄先天不足，形瘦质弱，夏夜贪凉，醉而使内，邪乘虚伏，交秋病发。初诊脉细肢冷，舌白面青，畏寒不热，腰痛无汗，方订附子理阴煎。服后夜发壮热，次日复视，谓其尊人曰：令郎病候，乃夹阴伤寒，势防内陷，药当温中托邪，冀其云蒸雨化。令守原方。服至六日，病犹未减，举家忧甚。予曰：正亏邪重，未易驱除，日来证未变幻，即为见效，须过二候，方望转机。方内加入参、芪、枸杞、杜仲，一意照顾真元，毫不杂投标药。届期得汗热退，渠家以为病愈，是晚复发寒热。诘朝往视，予曰：疟作矣。咏兄曰：疟疾吾生平未曾患过，恐其缠绵，恳为截之。予曰：子病乃极重伤寒，赖温补诸剂，守住三阴门户，不使内陷。《经》言少阳为枢，今未净之邪，得从少阳转枢而出，乃佳兆也，乌可言截。于是早进八味丸，晚服补中益气汤，十数发才止。予曰：慎之防复。旬日后疟果复，更用养营汤，吞八味丸乃愈。按胎疟一证，诸书鲜有言及，患者多至淹缠，轻则月余，重则数月，治不如法，或成虚劳，或变肿胀，即质实之人，亦累成疟母，为终身之患。且常疟有不入阴，胎疟每多入阴，常疟愈后少复，胎疟愈后多复。又究此病淹缠之故，想由经隧路径生疏，故邪不易出耳。续阅《会心录》云：常发疟者，邪从毛窍熟径而出，其愈易。若胎疟则隧道少疏通之机，毛窍非熟由之路，其愈难，乃知昔贤之言，先得我心矣。再按其证，似与痘疹相类，人生皆不能免。夫人禀父母之精血以成形，其所以必患痘疹者，盖因淫火种于有形之先，发于有生之后，不识胎疟之因，果何所本耶，录中惜未详及。或谓此乃胎中感受风邪，故名胎疟，是说予未之信。

【点评】疟证辨治用药均论清晰，最应注意的是案中所述：慎之防复。

闵方田兄初患少阴伤寒喉痹治愈后患脚气杂治成痿

方兄体素清癯，证见身热足冷，喉红肿痛，脉息沉细无力。诊毕谓予曰：贱恙似属风热，烦君为我散之。不卜喉痛可吹冰硼散否。予曰：不然。君病乃少阴伤寒，少阴之脉，循喉咙，良由肾元下虚，寒邪客之，雷龙不安其宅，是以上热下寒，其喉为痹。治当温补下元，引火归根。若泛视为风热而清散之，殆矣。方仿镇阴煎。一服喉痹愈，再服寒热退。是日有何生者，从本里吴谵泉先生游，证候相类，向与喉科某善，因便道托诊。某与清散药一剂，服后彻夜烦躁不安，比晓，吴公迓予，至已逝矣。归告闵君，骇为吐舌。后数年，渠又患脚气肿痛，予初为祛风渗湿，因其下元素亏，兼益肝肾，诊视数次，病犹未减，更医消散过剂，血气耗伤，腿膝枯瘪，致成痿废，足不任地，阅十余年，始能出户。

【点评】诊治喉痹宜从本辨识，若以风热清散，或祛风渗湿，均虚为甚，投药时切记。

汪心涤兄夫人半产血晕危证

汪心涤兄夫人，体屡多病，怀孕三月，腹痛见血，势欲小产，延余至时，胎已下矣。血来如崩，昏晕汗淋，面白如纸，身冷脉伏。予曰：事急矣，非参附汤莫挽。金谓：用参恐阻恶露，予曰：人将死矣，何远虑为。亟煎参附汤灌之。少苏，旋复晕去，随晕随灌，终夕渐定，续用参、术、芪、草、归、地、枸杞大剂浓煎，与粥饮肉汁间服，旬日始安。再投归脾汤数十剂乃愈。后张效伊翁夫人，证同，亦照此法治验。乾隆甲寅秋，予室人叶孕三月，胎堕血晕，日进参十数两乃定。后仍半产数次，势皆危险，均赖补剂挽回。倘惑于浮议，并殆矣。

【点评】病已入极危之境，用药应当机立断，速以参附汤灌，后得证情挽回，再投补剂挽回。此时最忌慌张，杂药乱投。

吴立亭翁幼孙伤暑危证治验

嘉庆辛酉夏，立翁幼孙，伤暑发热，吐泻不止，神烦体躁，唇赤舌黄，口渴欲饮，饮后即吐。诊脉沉伏，手冷过肘，足冷过膝，料非寒厥。欲投凉剂，恐其吐泻，脾胃受伤，拟用六君子汤，除白术加川连、木瓜、黄土、稻花，安脾胃，祛暑邪。服药不效，维时赤日当空，暑气正酷，偶见庭前花卉，枝叶枯萎，童子汲水溉之。因悟病机，乃与生脉地黄汤一服，吐泻即止，再服，脉出肢温，未及旬而愈。思前脉伏肢厥者，乃童真未充，吐泻日频，津液顿伤，脉乃血派，脾主四肢，脾不能为胃行其津液，四肢不得禀水谷之气故也。六味大培真阴，生脉保金化液，小儿脏气易为虚实，是以效速。

【点评】伤暑危证指脉沉伏肢厥，但所手冷过肘，足冷过膝，断非寒厥，而定暑伤阴津，故用生脉散以补、清、敛而获速效。

梅文彩兄令堂病类噎隔奇证

噎膈一病，古人论之甚详，尚有似隔非隔之证，犹未言及。文兄令堂年届四旬，病经数月，初时不能食饭，后并米饮俱不能咽，强之即吐，隔证无疑。然每日尚可啖干面粿数枚，思古人论隔证，不出胃脘枯槁四字。又称阳气结于上，阴液衰于下，今既不能食饭，何独能食面？且饮汤即吐，干食反安，理殊不解，与逍遥散，数服不应。考《张氏医通》有饮鹅血法，行之又不验，更医多方图治，亦不效，因劝勿药，两载后可食面汤并精猪肉。今十余年，肌肉不瘦，起居如常，亦奇证也。

【点评】此案乃程氏辨证而认似隔非隔之证，断其无严重病变，而静候观察，确非噎隔，只能言其奇证，说明临证要细心。

郑鹤鸣挟阴伤寒

郑鹤鸣，君平之流，冬月适患伤寒，初起寒热身痛，不以为意。延挨数日，陡然肢冷，脉伏肌肉青紫，面赤烦躁，呃逆频频，请同道曹肖岩翁诊视，询知系欲事后起病，以为少阴下亏，寒邪乘之，逼其真阳外越，与六味回阳饮。服之不应，势已濒危，邀予商酌。予曰：景岳回阳二方，皆能救急，其中尚有分别。夫寒中阴经，审其阴阳俱伤，而病尚缓者，则从阴阳两回之法。苟真阳飞越，重阴用事，须取单骑突入重围，搴旗树帜，使既散之阳，望帜争趋。若加合阴药，反牵制其雄入之势。定方单用姜、附、参、草四味，煎令冷服，外用葱艾炒热熨脐，老姜、附子皮煮汁蒸洗手足，于是一昼夜厥始回，脉始出，惟呃未止，每呃必至百声，知为肾气上冲，于前药中参以熟地、枸杞、五味、丁香，摄纳真元。诸恙渐减，改用右归饮，与服二日，目辣舌燥，投六味地黄汤，浮阳顿平。复为调理脾胃及脾肾双补而起。

【点评】此案对如何用回阳饮述之颇细，并病中如何加减用药颇有启示。

郑媪便闭

郑媪年逾古稀，证患便闭，腹痛肛胀，寝食俱废，已经两旬，诸治不应。延诊以下为嘱，切脉虚细而涩，谓曰：此虚闭也，一补中益气汤足矣。何下为。服药两日，便仍不通，自言胀痛欲死，刻不可耐，必欲下之。予曰：下法吾非不知，但年高病久，正气亏虚，下后恐其脱耳。媪曰：与其胀闭而死，莫若脱之为快。因忆《心悟》篇云：病有不可下，而又不可以不下，下之不得其法，多致误人。沉思良久，于前汤内加入制大黄三钱，仿古人寓攻于补之意。饮后肠鸣矢气，当晚便解，结粪数枚，略能安卧。次日少腹尚痛，知其燥矢未净，仍用前方大黄分两减半，再剂便行两次，先硬后溏，痛止食进而愈。夫补中益气汤，原无加大黄之法，此虽予之创见，然医贵变通，固不容胶柱鼓瑟也。

【点评】此案述及虚闭，非补虚奏效。寓攻于补之说，前有仲景脾约麻仁丸，后有吴有性养营通下，皆述此意。

吴光先翁偏中便闭

光翁年逾七旬，偏中卧床不起，治用地黄饮子，参左右二归饮。服药半月，证已守住，惟大便两旬未圊，腹痛肛胀，盖由气血俱亏，不能传送。方如通幽汤、补中益气汤、五仁汤、济川煎，屡投不验。思用猪胆汁蜜煎导法，无如燥粪已抵肛门，阻不能入，每一努挣，魄汗淋漓，头晕欲脱，无可如何。偶记叶氏案中载治便闭，有用挖法，令病患自用中指染油探入肛内，将燥粪挖碎而出。奈病者肢废自难掉动，嘱其孙依法行之，当即挖出燥粪数块，随后自解，秽腐甚多。不劳余力，病者称快，洵治便闭捷法也。

【点评】现用灌肠法即可。

董千云伤寒格阳证

董千云卖花为业，年逾四旬，外状丰腴，冬月患伤寒，诊脉沉细无力，证见寒热烦躁，头身疼痛，面红目赤，舌吐唇外数寸，病来势暴。询因房劳感受寒邪，逼其虚阳外露，即格阳证也。方定六味回阳饮，令其煎成冷服。无如饮药旋呕，并吐蛔虫，躁扰如故，甚为踌躇。其母跪求救治，勉取前药半盏，冲入猪胆汁数匙，试服不呕，良久又与半盏，夜间尽剂。晨诊躁象略安，舌收吐止，仍照原方再进，次易八味地黄汤。时届九朝，忽口噤不语，十一二日，又寒热如疟，有从外感起见者，予曰：温中即可以散邪，强主正所以逐寇。力排众议，坚持数日，稍见转机，此后尚多枝节，极力扶住正气，守至两旬，寝食虽安，神采欠爽。因思前病重时，只图固正，未暇驱邪，温补药多，未免留邪闭窍，曾记方书论伤寒时疫，愈后神识不清，有属邪滞心包之语，与服蛮煎两剂，神明顿清，续为调理而痊。

【点评】此案证情复杂，程氏辨证准确，不为假象困惑，守方而力排众议，坚持且善续调理。

许妪伤寒疑难证治

许妪冬月病伤寒，寒热头痛，医投疏表和解不应，渐致昏谵口渴，更进芩连清之亦不应。便秘经旬，用大黄亦不下。予初望其面赤烦躁，意属阳证，及切脉细涩，又疑阳证阴脉，思维未决，因问其汗自病起，至今未出，扪之肤熇而枯，予曰是矣。且不立方，姑先与药一剂，有验再商。幸彼农家不谙药性，与药即服。次日往视，面红稍退，烦躁略平，肤腠微润。予曰生矣。疏方付之，乃大青龙汤也。又服一剂，更见起色，转为调理而安。渠族人佩之兄与予善，亦知医理。问曰：君治此病，殆有神助，不然如斯重候，何药之奇效之速也。予曰：仲圣云，太阳病不罢，面色缘缘正赤者，此阳气怫郁在表，其人躁烦不知痛处，但坐以汗出不彻，更发汗则愈。何以知之？脉涩故也。子能参悟此篇，自知此病之治法矣。

【点评】此案中切脉细涩乃辨证选方之关键。

吴某时疟变证

吴某尝富后贫，体虚多郁，病患时疟，坚不服药，已半月矣。一夕忽发热不退，胸闷干呕，医投小柴胡汤不应，热盛汗多，神昏体倦，脉细无力，呓语音低。急延予诊。按仲师云：谵语有虚有实，实则谵语，虚则郑声。《素问》云：言而微，终日乃复言者，此夺气也。用补元煎合生脉散，两服霍然。

【点评】发热反复不退，辨谵语之虚实尤为紧要，可明立法用药之方向。

族叔晓堂失志狂妄

族叔晓堂，向在吴地贸易，情志不舒，抑郁成病，神迷谵妄，诸医无效。同人虑有不测，送回里中，诊脉弦急搏指，知其因郁生火，因火生痰，痰火扰其神明，蒙其心窍，是以语言不正，举动异常，与阳明胃实狂乱之候不同，故前医用下药不应。病久正气固虚，补之又恐助其痰火。爰仿服蛮煎加梨尖铁、琥珀、辰砂为引。初服谵妄稍定，再剂寝食渐安，共服十二剂，神清语正，举止如常。盖此方能清心肝之热，而通神明，故效速如此。

【点评】痰火内郁，神明不安，语言不正，是其病之根本，用方药似生铁落饮，重镇安神之间，应合清心凉肝之品，即可奏效。

族人联升休息痢证治奇验

族人联升，患休息痢，淹缠两载，药如清火固涩，补中升提，遍尝无效。偶遇诸涂，望其色萎气怯，知为脱血之候。谓曰：尔病已深，不治将殆。渠告其故，予曰：吾寓有药，能愈尔病。盍往取之。比随至寓付药，再服即愈。渠以两年之疾，百治不瘳，此药效速如此，称为神丹。方用鸦胆子一味，去壳取仁，外包桂圆肉捻丸，每早米汤送下三十粒，旋以食压之。此方初得之人，传专治休息痢，并治肠风便血，少则一二服，多则三四服，无不应验。其物不载本草，无从稽考，其味极苦，似属性寒，后阅《幼幼集成》书云：痢久邪附大肠屈曲之处，药力所不能到，用此奇效。思治虚怯沉疴，参、芪、归、地有用数斤愈者，治伤寒热病，姜、附、硝、黄有用数两愈者。何此物每用不过二三分，治积年之病，其效如神，物理真不可测。先哲云：千方易得一效难求。信矣。

【点评】针对病情，投以鸦胆子一味即获效，叹为千方易得，一效难求，说明寻找特效药很重要，方不论大、小、单、复，效不求补、升、清、和，应效即可。

堂妹感冒暑风证治

堂妹适邻村许姓，夏日浴罢，忽头晕仆地，家人扶起，旋即发热，夜间热盛。烦渴呕吐，谵妄不安，手指掣动，医药无效。予诊脉息弦数，视舌尖绛苔黄，谓其翁曰：病由暑风相搏，邪热燔炽，亟宜清解，以杜痉厥之患。方用川连、香薷、甘草、半夏、茯苓、钩藤、防风、青蒿、羚羊角、荷叶、扁荚叶。服药两剂，热缓神清，呕渴亦止。方内除川连、香薷、钩藤、防风、半夏，加沙参、麦冬、石斛、稻露，又服两日，证减七八，再除青蒿、羚羊角、荷叶、扁荚叶，加玉竹、生扁豆、女贞子、当归、白芍，调养而愈。

【点评】此案治疗层次清楚，先以祛暑合息风；次以清暑合养阴，终以生津滋阴，药合病机辄效。

家炳然兄女肝郁气厥实有羸状

炳兄女在室，年已及笄，性躁多郁，初春曾患吐血，夏间陡然发厥，厥回呕吐不止，汗冷肢麻，言微气短，胸膈胀闷，脉息细涩，状似虚象。医投补剂益剧。予诊之曰：此郁病也。《经》云：大怒则形气绝，而血菀于上，使人薄厥。又云：血之与气，并走于上，乃为大厥。议与越鞠丸加郁金、枳壳、茯苓、陈皮、半夏。兄曰：女病卧床数日，粒米不入，脉细言微，恐其虚脱。奈何？予曰：依吾用药则生，否则难救。盖此脉乃郁而不流，非真细弱，欲言而讷，乃气机阻闭故也。观其以手频捶胸臆，全属中焦郁而不舒。且叫喊声彻户外，岂脱证所有耶。请速备药，吾守此，勿迟疑也。取药煎服。少顷，膈间辘辘有声，嗳气数口，胸次略宽，再服呕止，寝食俱安。转用八味逍遥散，除白术加香附、郁金、陈皮，病愈血证亦泯。

【点评】此案中患者因郁症而现状似虚象，易令人误解，而用药造成实以虚治。程氏能从脉象来仔细辨析，果断用药奏效，此功底非一般能及。

陈某子感证体脉俱厥

陈某子年十六岁，夏月患感证，壮热神昏，面赤烦渴，唇燥舌焦，口鼻牙根出血，俱属热象。惟脉息沉细，四肢厥冷，诸医不效。时届九朝，延予商之。予曰：此非阴证，乃阳证也。今日本应重用凉药，恐汝家畏而不服，姑以小柴胡汤去半夏、人参，加生地、花粉、山栀、丹皮试之。无如歙俗以为吃坏热药有救，凉药无救。因见方有凉药果畏不服。三日后势更剧，复来迓予，予辞不往，乃浼友人胡君景三代请。予曰：救病如救焚，彼病已重，况复迁延，恐难治矣。胡君曰：试往一决，可治则治之。至诊其脉，前之沉细者，今竟绝，抚扪其肢，则冷过肘膝，更加腹痛拒按，欲便不解，惊狂不定。予曰：疾急矣，非承气汤下之不可。疏方讫，胡君私叩予曰：从来伤寒阴阳二证，凭脉用药，不拘浮沉大小，总以有力无力分之。有力为阳，无力为阴，今按脉全无，四肢冷甚，恐属阴证奈何。予曰：此乃阳极似阴，证载吴又可《温疫论》中，所谓体脉二厥也。归检书与阅，胡君以为然，竟服下剂，夜间便行二次，比晓厥回脉出，改用甘露饮，后易生脉地黄汤，匝月而痊。

【点评】此为脉体二厥，乃临床危证，悟吴又可之说，辨其阳极似阴，下之即转危为安，识症精也。

又妇忧劳传染药误致变

陈某子病愈后，其妇忧劳传染。初起头疼寒热，予与香苏饮一服汗解。旋又劳复发热，口苦耳聋，兼值经期，恐其热入血室，酌以柴芩煎加生地、赤芍、丹皮，热犹不退，更加面赤舌黄，谵语脉数。予曰：邪犯少阳阳明也。仿生生子小白汤，炒黄芩换生黄芩，加竹叶、灯心为引。并语某曰：予适有他出，倘明日迟到，可请胡君商之，或照原方先服一渣亦可。次日午刻予归，渠已着人相促数次，急造其庐，其泣曰：病大变矣。问其何状，曰昨服尊剂，夜来烦热不眠，今早忽切牙闭目，昏厥遗尿，已请胡君斟酌，并照原方煎服一渣，迄今不转奈何。予曰：昨病虽重，然已加增药味，即不应验，亦不至此。岂更服他医药欤？某曰：小儿病承救活，深为感佩，今且专心倚仗，曷敢易医。胡君恍然曰：往日市药，吾未之阅，今早阅剂内生黄芩，药店错发生黄芪，比令换去，得无昨剂中误服黄芪耶？因验昨倾之药渣，果然。予曰：此病受邪本重，前药悉力驱之，尚不能解，误服黄芪，将邪热补住，内攻心包，迷塞窍隧，故致变若此。惟有急泻心包之热，通窍避邪，庶有生机。拟导赤各半汤，除人参，加银花、金汁，外用紫雪点舌。饮药至暮，神采略回，连投四剂，浸有起色。惟神呆耳聋，时多妄语，易以服蛮煎两服，神明稍清。后用养阴定志之品，月余始平。是役也，使非胡君验明药误，在病家必归咎于医，而医亦不自知其故矣。识此凡治重病，所市药剂，医须亲验，不可忽也。

【点评】此案说明在危重病情处理过程中，每一环节都要仔细把握，尤其用药。因误一药，致病转危，遗憾的是医亦不自知其故也。

许生母伤食腹痛

许生咏堂母病请治，据云因食豚肝面饼后，偶触怫郁，致患腹痛，自用麦芽、楂曲、香砂二陈不应。因其痛在少腹，以为寒凝厥阴，加吴萸、炮姜服之益剧。予问：痛处可按乎？曰：拒按。又问：日来便乎？曰：未也。切脉沉细，视舌苔黄，中心焦燥，顾谓生曰：此下证也。生曰：连服温消诸剂不验，思亦及此。因家母平素质亏，且脉沉细，故未敢下。予曰：痛剧脉伏，此理之常。质虽虚而病则实，书称腑病以通为补，仲师云腹满不减，减不足言，当下之。又云舌黄未下者，下之黄自去。今痛满拒按，舌黄焦燥，下证悉具，夫复何疑。方定大承气汤，用元明粉代芒硝，仍加香砂、楂曲，兼行气滞。服头煎后便行一次，其痛略定，随服复煎，夜半连下三次，痛势大减，舌干转润，易以调中和胃，旬后起居如常。

【点评】此案可见程氏断其质虽虚而病则实，以通为补，下后转危为安，实为至虚有盛候矣。

叶习方甥麻疳

予甥习方，稚年出麻，麻后热久不退，干咳无痰肌瘠食少，粪如羊矢，神形疲困。诸医束手，姊氏忧惶，抱负来舍。予曰：此麻疳也，病属难疗。姊嘱拯治。思麻后热久，阴血必伤，干咳便难，津液必涸，计惟养阴保液，清肺润肠，庶可望效。方定麦易地黄汤，加石斛、沙参、玉竹、芝麻、阿胶、梨汁、白蜜，并令饮人乳，食猪肚。姊言：前医以嗽热未清，戒勿食荤。予曰：谷肉果菜，食养尽之。今病久肠胃干枯，须假物类脂膏，以补人身血液，古有猪肤汤，猪肚丸，可法也。于是药食并进，热嗽渐减，便润食加，调治一月，诸候均愈，肌肉复生，乃送归焉。

【点评】病后调理，当宜仔细辨证。此案针对麻疳后热久伤阴血，取药食并进，促其早愈也。

族兄女痘证并妇感证濒危救回大略

族兄女三岁，出痘如蚕种，医初认为麻，越日始识为痘，骇甚辞去，更医泛投清解套药。延至九朝，色白顶陷，势欲痒塌，兄商于予。予曰：毒盛气虚，船轻载重，本属险逆，初起按法图治，尚望生机，今无及矣。兄恳救治，勉订保元汤，用糯米、鲫鱼、羊肉煮汁煎药，昼夜频灌，喜得浆行陷起，再加熟地、当归、枸杞、鹿茸温补之品，侥幸收功。无何，妇病感证，两进逍遥散不应，热盛脉数，口渴舌黄，照方加生地、黄芩，次日证仍未减，神昏，舌苔干黑。予曰：

疾急矣，非重剂莫挽。乃用大剂甘露饮，令其浓煎数碗，尽今日夜服尽，诘朝复视，昏热舌黑如故，反增胸腹胀闷。旁议二冬寒凉，二地滋腻，与胀不合。予曰：古人论治感证，始终以存津液为主，今热炽舌涸如斯，舍是别无良法。兄曰：固知药好，然腹胀药势不行奈何。沉思良久，令市大西瓜一枚，取汁与服。汁尽少顷，忽作寒战，目阖昏睡，汗出如雨，衣被皆濡，至晚始定。兄问故，予曰：此战汗也，非此则邪不能达，今无忧矣。嗣此热退神清，知饥纳食，惟觉身轻如叶，倦怠不支，徐为培养血气而安。

【点评】此案谓存津液为热病之大法，现用静脉补液更方便了。案中用药，药随证变，证情复杂，轻重多变，医不为此而慌乱，此救治重危证有望。

菜佣某单腹胀

菜佣某，初患腹胀，二便不利，予用胃苓之属，稍效。渠欲求速功，更医目为脏寒生满病，猛进桂、附、姜、萸，胀甚，腹如抱瓮，脐突口干，溲滴如墨，揣无生理。其兄同来，代为恳治。予谓某曰：尔病由湿热内蕴，致成单胀，复被狠药吃坏，似非草木可疗，吾有妙药，汝勿嫌秽可乎？某泣曰：我今只图愈疾，焉敢嫌秽。令取干鸡矢一升，炒研为末，分作数次，每次加大黄一钱，五更清酒煎服，有效再商。某归依法制就，初服肠鸣便泻数行，腹胀稍舒，再服腹软胀宽。又服数日，十愈六七，更用理脾末药而瘳。众以为奇，不知此本《内经》方法，何奇之有。予治此证，每服此法，效者颇多，视禹功、神佑诸方，其功相去远矣。

【点评】经典方法，用之对证，取效立竿见影，此非一般见识。

胡某乃媳感证

胡某乃媳，夏月患感证，延诊时已七日矣。切脉弦数搏指，壮热谵狂，面目都赤，舌黑便秘，腹痛拒按。诊毕令先取冷水一碗与服，某有难色，予曰：冷水即是妙药，饮之无伤。盖欲观其饮水多寡，察其热势之轻重耳。其姑取水至，虽闻予言，心尚犹豫，勉倾半盅与饮。妇恚曰：何少乃尔。予令尽碗与之，一饮而罄。问曰：饮此何如。妇曰：其甘如饴，心地顿快，吾日来原欲饮水，奈诸人坚禁不与，致焦烦如此。予曰：毋忧，今令与汝饮，但勿纵耳。因谓某曰：汝媳病乃极重感证，邪踞阳明，已成胃实。问所服何药，某出前方，乃小柴胡汤也。予曰：杯水能救车薪之火乎？即投白虎、泻心，尚是扬汤止沸耳。某曰：然则当用何方？予疏大承气汤与之。某持方不决。邻人曰：吾妇昔病此，曾服此方得效。于是取药煎服，夜间便行两次，次早腹痛虽止，他证依然。改用白虎、泻心及甘露饮三方出入，石膏用至四两，芩、连各用数钱，佐以银花、金汁驱秽解毒，数日间共计用药数斤，冷水十余碗，始得热退病除。众皆服予胆大。予曰：非胆大也，此等重证，不得不用此重剂耳。

【点评】重证用重剂，此也非一般胆识所为。程氏以切脉弦数搏指已知取一般清热解毒之品不达病所，必取量重药专，始能热退病除。

汪氏妇热病喜饮沸汤

汪氏妇患热病，壮热不退，目赤唇干，舌黑起刺，便闭溲赤，诊脉弦数有力，应用清剂无疑。试问：渴乎？曰不甚渴，惟喜饮沸汤数口，稍凉即不欲思。如此热证，当渴饮水，何反嗜饮沸汤？若以此一端而从阴治，似乎不可。偶忆律云：二罪俱犯，以重者论。今脉证均属阳热，乌可以喜饮沸汤一事为疑。先与小白汤，病状仿佛，知其药不胜病，乃进大剂白虎汤，石膏重用四两，因其胃热上冲，呕恶不食，更加芦根、竹茹为引，另取元明粉蜜拌涂舌，以润其燥。如此寒凉迭进，阅十四朝，始得热退神清，便通舌润。使拘古法，以喜热从阴而投温药，不几抱薪救火乎？孟子云：尽信书，则不如无书。斯言可证矣。

【点评】此案用实际治验结果验证孟子云：尽信书，则不如无书。可见其辨别寒热变化之精细，用药轻重选用之高明。

蒋某阴暑

蒋某夏月病患发热，口渴，头疼，身痛。医云伤暑，初用香薷饮不应，因其热盛，更加青蒿、连翘。服之益剧，诊脉沉细，望色，舌白面青，身虽热而反近衣，口虽渴而喜热饮。谓曰：此阴暑证也，非姜、附莫治。其家人曰：病者日来热盛，连服凉剂，尚未见效，且天时酷暑，姜、附恐未可用。予曰：夏月伏阴在内，人多畏热贪凉，受寒最易。若云夏月不可服热药，则冬月不可服凉药矣。何仲景治冬月伤寒，每用石膏、芩、连耶。舍时从证，自古有之，乃投附子理中汤，一服热退，再服病却。

【点评】此案关键是舍时从证，也是认真进行辨证立法必须的，故投药而辄效。

汪木工感证舌苔变易之奇

汪木工年二旬余，夏间患感证，初起寒热呕泻，自汗头痛，他医与疏表和中药，呕泻虽止，发热不退，汗多口渴，形倦懒言，望色青白不泽，舌苔黑黄而润，诊脉虚细。《经》云：脉虚身热，得之伤暑。因拟清暑益气汤加减。服药一剂，夜热更甚，谵狂不安，次早复诊，其脉更细，疑为阳证阴脉。及视舌苔与昨大异，色紫肉碎，疑有血痕，渴嗜冷冻饮料。予思此必内有热邪，蕴伏未透，当舍脉从证，改用白虎汤，加生地、丹皮、山栀、黄芩、竹茹、灯心。下午人来请云：服头煎药后周身汗出，谵狂虽定，神呆肢冷，不识何故。予往扪其手足，果冰冷异常，按脉至骨不见，阖目不省人事，知为热厥。命再进药，旁议以为体脉如此，怕系阴证，前药恐未合宜。予曰：此非阴证，乃阳极似阴耳。若误投热剂，则殆，否则今晚勿药，明日再看何如。众然之。次日神呆略回，体脉如故，视其舌苔，又与昨异，形短而厚，满舌俱起紫泡，大如葡萄，并有青黄黑绿杂色，腻苔罩于其上，予甚惊异，辞以不治。其母哀恳拯救。予悯之，揣摩再四，令取紫雪蜜调涂舌，于前方内加入犀角、黄连、元参以清热，金汁、人中黄、银花、绿豆以解毒，另用雪水煎药。翌日再诊，厥回脉出，观其舌泡消退，苔仅干紫耳。再剂热净神清，舌色如常。是役也，予虽能审其阳证似阴于后，然未能察其实证类虚于前。自咎学力未到，但生平历治伤寒、瘟疫诸候，曾未见此舌苔之异，且诊视五日，变幻如出五人，前贤诸书亦鲜言及，真匪夷所思也。谚云：读尽王叔和，不如临证多。洵非妄语。

【点评】此案述患者因于夏季感邪，在他医用疏表和中药后，即由程氏诊治，前后共诊五次，而舌苔呈五个样，如出五人，叹谓读尽王叔和，不如临证多。言之极是，舌苔之变化，受邪入之深浅、病情之轻重、饮食之饥饱、寒热之变化、用药之效用等影响，难以拘定也。

农人某伤寒误服凉药舌见人字纹

农人某患伤寒，数日寒热交作，自汗如雨，就予诊治。脉虚神倦，视其舌苔白滑，分开两歧，宛如刀划，考《己任编》中有阴证误服凉药，舌见人字纹之语。阅前方果然，予辞不治。渠恳拯救，先与六味回阳饮服之有效，继进左右二归饮数剂，舌苔渐退，诸恙续痊。

【点评】此案述医者用六味回阳饮有效，乃脉虚神倦为识症之要。舌白滑也有属阴证者。

李某阴证伤寒见纯红舌

李某患伤寒，畏寒发热，下体如冰，脉息沉细，饮沸汤犹不知热，阴寒脉证悉具，药当从温无疑。然视其舌色如朱，方书云：舌见纯红，热蓄里，与证不符。因其病初起，凭脉用药，先与小剂理中汤探之，无碍，随用重剂六味回阳饮，数服病痊，舌色亦退。为详其故，殆所谓肾水凌心，逼其心阳外越者欤。

【点评】从下体如冰，脉息沉细为肾阳衰无疑也，上凌即而致心阳外越，舌见纯红，非热象矣。识症无疑，故用重剂力挽而痊。

郑氏妇肝风头痛

郑妇年近三旬，质亏多郁，证患头痛，上及巅顶，下连齿颊，医称太阳风邪，药用羌、防、芎、芷，痛剧而厥，呕吐不食，经脉动惕。予曰：此肝风也。《经》云：诸风掉眩，皆属于肝。下虚上实为厥巅疾。究由水虚不能涵木，怒木生风，勃勃欲动，误投温散，益助其威，鼓舞鸱张，渐变痉厥，诚可虑耳。方用地黄汤加菊花、钩藤、白芍、甘草，数服稍应。思阳但上冒，阴不下吸，熄风务用咸寒，潜阳必须介类。方加阿胶、鸡子黄、牡蛎、龟板，取用磁石为引，使其吸引肝肾之气归原，服之病释。

【点评】此案辨肝风头痛以阴虚风动立论，用药以滋阴息风，加入介类咸寒潜阳，方可奏效，仿吴瑭之大定风珠之意。

汪某头痛预见真脏脉

汪某冲年质薄，且多斫丧，头痛时作时止，夏间诊脉弦急而枯。嘱以脉象欠佳，速宜静养，多服补药，切勿因循。病者以疾虽时发，然寝食如常，犹不为意。迨冬至前二日，忽目花面赤，昏晕不支，延予至，势已败坏，且无力服参，因辞不治。逾日而逝。是病虽败于冬，而真脏脉早见于夏，乃枝叶未害，本实先拨故也。

【点评】这是一例典型的论脉断生死之案，除真脏脉显露外，夏间已有败象，而质薄已延至无力服参，则非一朝耗竭。

方氏妇目疾误治变证

方氏妇本体血虚，偶患目疾，眼科认为实火，初用芩、连清之，更用大黄下之。饮药一盏，顷忽晕去，舌吐唇外，不能缩入，肢厥脉伏。时已薄暮，急延予诊，谓曰：寒下耗伤真阳，阳气暴脱，势属可畏，速投温补，希冀挽回。方疏通脉四逆汤，药熟不能下咽，令取艾火灸气海、关元数壮，身始动，舌始收，忙灌药一盅，移时又厥，仍令再灸。厥回，复进前药，守至黎明始苏，续进左归饮，及滋肾生肝诸剂，病痊目亦明矣。

【点评】先灸后药，救治思路应该这样。

闵某心脾虚脘痛

闵某处境艰难，向多忧虑，脘痛经岁，诸治不瘥。望色萎黄，切脉细弱，问：痛喜按乎？曰：然。得食痛缓乎？曰：然。予曰：此虚痛也。古云：痛无补法，此特为强实者言，非概论也。为订归脾汤，嘱多服乃效。如言服廿剂有应，百剂获痊。后一丐者患同，某检方与之，服数十剂亦愈。

【点评】此案对痛无补法，持不同意见，从临证患者表现，用归脾汤治脘痛获痊，后又重复奏效，说明不能拘泥古说。

许细长食厥

许细长，石工也。病起少腹胀痛，坚硬如石，医用消导药，转致吐蛔，便溺俱闭，更医目为寒凝厥阴，投以姜、附、吴萸，痛剧而厥，肢冷脉伏。急来延予，予以手按其少腹，见其眉攒难忍之状，谓其妇曰：此食厥证也。妇曰：病果因食冷面而起，然已服过消导药无效，或药力不及，亦未可知。第停食小恙，何至厥逆吐蛔便溺俱闭？予曰：谷食下行，由少腹右角后出广肠，今食积不下，故大便不通，直肠紧胀，撑迫膀胱，小溲因而不利，下既不通，气反上行，故为呕吐。呕多胃逆，蛔必上攻，是以随呕而出，务得大便一通，通则不痛，诸证自释矣。但病经多日，凝冱已坚，非精锐之品，不能奏绩。旋进备急丸三钱，顷之腹中雷鸣，下结粪数枚，再与钱半，复泻十余行，厥回脉出，痛减腹软，观者动色，惊有神助。后畏药不服，将息而起。

【点评】此案突显程氏辨证求因之精，审因论治之效。仲景备急三物丸为大黄、巴豆霜、干姜，此处言备急丸，实指病情危急，非急下无以挽回也。

商人某唇衄奇证奇治

唇衄之名，医书未载，而予则亲见之。证治之奇，理不可测。乾隆壬子秋，一商人求诊，据述上唇偶起一疮，擦破血出不止，或直射如箭，已经旬矣。求与止血之药。按唇属脾，必由脾热上蒸，以故血流不止，补用清剂不效，因血流多，恐其阴伤，更用滋水养阴之剂，亦不效。及敷外科金疮各种止血药，又不效。挨至月余，去血无算，形神羸惫，自分必死。忽梦其先亡语曰：尔病非医药能治，可用栗一枚，连壳烧灰，同硫黄等分研末和敷，自愈。醒后依法敷之，血果止。商人亲向予言，真咄咄怪事也。

【点评】此案显示作者实事求是态度。对唇衄一证，先用清剂不效，改用滋水养阴之剂亦不效，又用各种止血药又不效，后为粟烧灰同硫黄等分为末和敷自愈，这种把不成功的教训，给后人启示很大。

汪氏妇鼻衄止衄奇法

汪氏妇，夏月初患齿衄，衄止旋吐血，血止鼻又衄，大流三日，诸治不应。诊脉弦搏，知其肺胃火盛，非寒凉折之不可，乃用犀角地黄汤，取鲜地黄绞汁，和童便冲药，外用热酒洗足，独蒜捣涂足心，一昼夜衄仍不止。因忆门人许生曾言：人传止衄奇法，先用粗琴线数尺，两头各系钱百文，悬挂项下，再用手指掐定太溪穴①，神验。外治之法，于病无伤，今既诸治罔效，姑一试之，衄竟止。惟神形疲困，头昏少寐，思血去过多，真阴必伤，改用麦冬地黄汤加龟板、石斛、白芍、女贞、沙参、阿胶、旬日霍然。识此以广见闻。

【点评】此案把治鼻衄止衄的方法，先言其自治无后，虚心采用门人提供方法奏效，一切为病人着想，这是一个大医之风范。

某妇胎动下血

昔闻先辈云：补中益气汤，乃安胎圣药，予未深信。乾隆癸丑秋，某妇怀孕数月，腰腹俱痛，恶露行多，势欲下堕，诸药不应，投以此方，加阿胶即安，后屡用皆验。下方中有参、芪、归、术，培补气血，妙在升、柴二味，升举之力，俾胎元不至下陷，然后补药得以奏功。血热加黄芩，血虚加地黄尤妙。

---

① 太溪穴：在两足内踝下动脉陷处。

【点评】此案言及安胎用药，谓补中益气汤是圣药，不能统论，如以胎热而仅加黄芩一味，其余甘苦温之品，其不利可知。

吕妇产后胞衣不下误药晕脱

吕妇年甫三旬，平时面黄体弱，因少乳求方，与八珍汤服之，有验。数年后又因胎产胞衣不下，予诊之，曰：此气虚不能传送，血虚不能濡润故也。令服十全大补汤，众议以为新产，胞衣积血，阻障不出，补之不宜，或授以单方，用芒硝一两煎服，云下胞如神，众咸称善，一匕入喉，实时晕脱。

【点评】此案患者因产后胞衣不下而辨证有不同看法，而由误用药所产生的不良结果，给后人颇有启迪。

族媪血崩奇证

族媪年逾八旬，天癸复行，日渐淋漓，时或如崩，头昏食少，心悸不寐。予与黑归脾汤，服之不应，他医投以清补固涩诸方，亦不效。淹缠数月而殁。予历见老妇病此，皆不能治，古罕言之，亦奇疾也。

【点评】在程氏的年代，对此案中所述证治均可，现在看来可能是一些恶疾，可检查明确。

方氏女孩带下罕见之证

邻村方氏女，年才四岁，其母抱负来舍求治。予问：何疾？曰：

带下。问：疾何时起？曰：女夜遗溺，常以帛垫卧，旧春晨起晒帛，乍见白物，以为偶然，后频下不已，渐觉面黄肌瘦，饮食减少。今经一载，时发时止，附近求医，皆言未见之证。予曰：此先天禀弱，脾虚挟湿故也。但童真未充，早泄诚非所宜，令夜服地黄丸，早服参苓白术散，匝月而效。半载后疾复发，仍令守原方服愈，嗣后不闻消息。及阅《怡堂散记》载一七岁幼女，患此证，虽已治痊，后出室怀孕，一产即脱，亦夭之由也。方氏女孩得无类此。

【点评】此案程氏以脾肾立论，取早服参苓白术散，夜服地黄丸，治带下而奏效。

洪大登痉病

洪大登为人厮役，体虚多劳，初病夹车紧痛，服疏风药二剂，卧不能起，口不能张，日饮米泔，仅以茶瓶嘴灌入，四肢挛急，每小便须两人抬起，痛甚汗淋，诊脉细濡，两尺尤弱，有从外感起见，仍欲用风药者，予曰：此痉病也。气血大亏，服此即不救。拟用大剂补元煎，旬余未效，病家亟请更方。予曰：毋庸，药力未到耳。原方令守服二十剂，渐能掉动，服至两月，始出户庭。

【点评】此案程氏辨证立法用药无误，坚持守方而终获效，如随意更方，则病更剧矣。

王木工反关脉

王某木工也，向患胃痛，诸治不效，一医以草药与服，陡然便血半桶，时时晕去，闭目懒言，汗淋气怯，诊脉全无。按脉乃血派，此必血脱之故。然血脱益气，须用人参，彼木工，焉能得此。辞不与治，料其旦晚必脱也。越月遇诸途，见其行动如常，心窃讶之。后因他病来视，问其前恙如何得愈。曰：先生言我病危非参莫救，求医无益，只得日煎党参汤饮之，侥幸得活。予曰：此亦血脱益气法也。再诊两手仍然无脉，思人久无脉，焉能得生，沉吟半晌，恍然悟曰：此必反关脉也，覆候之果然。渠乃匠人，脉之如何，原不自知，予前诊时，因见其外证之危，仓卒未及细究，识此，告诸诊家，务须留神详察也。

【点评】此案告及后人按脉有反关脉，诊察用药要仔细，否则误诊也。

王某血证频发

老医方星岩曾向予言：昔从上海王协中先生游，论及血证愈后，每多反复者，此由胃膜破伤，须用法补之。思之至再，订方用白及、鱼鳔、丝绵三味，烧灰等分为丸，服之永不复发。王某患此证，莫能除根，令服此丸，果验。

【点评】此案对血证愈后如何防其反复，提出一张验方，即取苦甘凉质黏涩之白及，甘平清补益肾涩精之鱼鳔和止血消肿之丝绵，烧灰等分为丸服之，集止血消瘀宁血补虚为一方。思考周到全面，很有启示。

族子石淋奇证

族子年方舞勺，初时小便欠利，不以为意，后每溺，茎中涩痛。

医作淋治，溺更点滴不通，少腹胀硬，卧床号叫，昼夜靡安。延予至家，其母手拈一物，与予视之。云：病者连日小便全无，昨夕努挣多时，突然溺出此物，当觉通快，喜为疾却，今又复闭，岂尿管内尚有此物塞住耶？予视其形如豆，色苍而坚，置臼中捣之不碎。考方书虽有石淋一证，即予平素目睹患此者，亦不过如盐沙之细，今此石形大如豆，从未之见。初以为妄，试取簪柄探入茎中拨之，然有声，方信溺之不通，竟由于此。思将此石取出，特古无是法，不敢妄出意见，辞不与治。闻后石不得出，茎根烂开一孔，溲又彼泄，迁延而殁。越数年道出庐江，遇吕墨从先生言，彼邑昔有徐姓老医，能治此证。亲见其治愈数人。其术用刀将阴茎剖开，取出石子，敷以末药，旬日即愈。予心异之，欲求其方。其人已物故矣。因并志之，倘后有患此者，须求巧手剖之可也。

【点评】此案为尿路结石患者，能在那时已做到剖茎取石，实属不易。

曹某忍精淋痛

淋痛一证，今人多用八正、分清等方，然有效有不效者，盖阴茎有精溺二窍，若因湿热阻闭膀胱，病在溺窍，则前药投之是矣。尚因房劳忍精，病在精窍，乃有形败浊，阻于隧道，徒进清利无益。此证叶香岩论之甚详，言古有虎杖散，近世不识此药，治用杜牛膝根绞汁一盏，冲入麝香少许，隔汤炖服，并宗朱南阳方法，用两头尖、川楝子、韭白、归尾等味，曹某患此证，予仿前法治愈，后治数人俱验，因并识之。

【点评】善于用先贤叶香岩先生经验于临床颇有效验。

王氏妇痹证

王妇周体痹痛，医作风治，卧簣月余，肢挛头晕。予见之曰：此痹证也。躯壳外疾，虽无害命之理，但病久寝食不安，神形困顿，速救根本，犹可支撑。若见病医病，则殆矣。方定十全大补汤，加枸杞、杜仲、鹿角胶，两服未应，众疑之。予曰：缓则疗病，急则顾命。今病势败坏如斯，舍是不救。且补虚与攻实不同，非数十剂莫效。又服十日，周身发肿，众称病变，予曰勿忧。凡风寒客于人，壮者气行则已，怯者着而为病，本由营气不足，邪陷于里，今服补剂，托邪外出，乃佳兆也。仍命照方多服，痛止肿消而愈。识此为治痹恣用风燥药者戒。

【点评】痹证仅从风治，是舍本也，而予补虚托邪，投十全大补汤加枸杞、杜仲、鹿角胶，守方而愈，实属经验之谈。

自病臂痛

嘉庆癸亥岁，予因夏热，夜卧石地受凉，秋后臂痛，莫能屈伸。初服温经散邪之剂，不效，外贴膏药，又不效。思筋骨间病，药力难到，古有暖洗一法，日洗药水，其痛如故。偶阅《韩氏医通》云：有痿痹疾者，偎卧患处于壮阴之怀，久之生气和浃，病气潜消。试仿其法，将痛臂夜令室人以热体偎之，数日而愈。按《归田录》云：人气能粉犀，则疗痹。固其宜矣。

【点评】现在临床上对此病可以艾灸，或加物理照射疗法，均有效。

【续 录】

　　家弟瑞生，昔游新安，适遭痁疟，观泉先生为之斸疴，归述盛名，越数年，予始得见。丰颐蔼度，信为有道者，既乃读所刻古近体稿，多隐居冲澹，及壮游奇丽之作，既又读所著医案，益肃然于先生之为通儒也。夫医者，意也。必有与天地同流之意，而后能诵古人方药之书。又必一空胶窒方药之言，而后能伸其用，当通神之意。医果可以意为，案果可以臆说哉。

　　先生尚有未刻之书，曰《医述》，盖博览《灵》《素》以后历代诸家之论，采其精当者，萃为一集，卷帙盈尺，其精勤过于海录，他日刊布，读者参考互证，当益知通儒之所阐扬，不仅功侔良相也。

　　　　　　　　道光六年子月上浣白下侯云松拜识

朱序

内传称良医者再，医缓视晋侯疾，曰：在肓之上，膏之下，攻之不可，达之不及。数语即案也。又医和视晋侯疾，曰：是谓近女室，疾如蛊，非鬼非食，惑以丧志，后及六气六淫，不节不时。并括《内经》运气诸篇精义所言，亦案也。医案如谳案，根源洞澈，治法精严，均系乎此。顾非博物君子，深于医理，未足语此。杏轩先生，于嘉庆九年，刊有《医案初集》，随证处方，灵心独运，足度后学金针矣。嗣后所闻见益扩，所全活益众，又汇记治验若干条，定为《二集》。出以示钟，反复读之，弥叹先生之才大心细，师古而不泥于古也。虚实判之病，寒燠审之时，南北燥湿因乎地，弱壮贫富视乎人。批却导窾，有指与物化，而不以心稽之妙。因亟请付梓以善世。其《初集》藏版，不戒于火，今乃一并补刊，以着双玉为珏。钟盖于道光丁亥冬日，访道至岩镇，亲见先生勤求医奥，手不释卷，积数十年博览之功，年弥高而学弥笃，真所谓博物君子，深于医理者也。吾愿先生自今以往，日记所治，由周甲而晋期颐，灵丹救世无尽，而新编传世亦无尽。三刻四刻，钟且不揣梼昧，自定义续为序言，以期附名于骥尾也。

虹桥朱钟谨序

吴序 ◉

曩余在都门，知鲍觉生侍读，少遭奇疾，赖程君杏轩获全。越二十年，觉生视学中州，复病如前，杏轩又起之。心奇其人，以不得一见为恨。嘉庆丁卯春，余撄疾南归，遇杏轩于大梁使院，乞刀圭焉，十数年来，殆不知其疾之在体也。丁丑夏，余再至新安，杏轩亦倦游归，相见甚喜，晤语浃旬，尽出其所着书数种示余，上溯轩岐，旁及越人、仲景，下逮河间、东垣、丹溪诸家，靡不究其精微，扩其旨趣。就中《医案续录》一编，说理精当，视前刻《初集》尤佳，余劝其付梓，杏轩让未遑。余曰：子无然也。余见世所为医者多矣，读《汤头歌括》一册，诵《药性赋》一篇，遂榜于门曰医室，号于人曰医师。病者不察，从而求诊乞方焉。幸而得资财，愈益肆其欺谩，乘坚车，策怒马，驰骋以耀于衢人。尊信之者日益众，杀人日益多。其不忍为此态者，又或达心而懦，讷于言语，拙于文词，为世所轻，而医理卒以不明于天下。今先生立卢扁之帜，入孙葛之垒，使是书不胫而走，风行海内，天下望而争趋，登苍生于仁寿，甚盛事也。纵山川修阻，针砭莫及，世医即可奉为准绳，以奏效于旦夕。其善养生者，得领绪余，亦足以却病驻年，所全不已多乎。夫士君子之托业，国家之设官，皆为养人计也。

先生少业儒术，长习方书，常自恨不得用于世，以竟其学。余观斯编所载，审是非于毫厘，察虚实于微渺，其良有司之矜慎以折狱乎？补养以培元气，和解使无郁湮，其良有司之和煦以爱民乎。法当攻伐，如厉鹰以逐鸟雀，法当清凉，如沃渊泉以救燎原，其良有司之锄暴安良，不事姑息乎。吾愿与先生同业者，皆以先生之学为学，其不与先生同业者，皆以先生之心为心，则郡邑之呻吟皆起矣。先生斯编，顾可秘而不宣乎哉？杏轩曰：唯唯。然犹藏之箧笥，自是又增入数十条。今年春，邮寄是书，问序于余，披阅之下，犹记曩在新安与吾杏轩晤言一室时也，爰追述之以为序。

道光四年岁次甲申季春月桐城吴庚枚

黄敬修兄咳血

敬兄向在金华贸易，恙患咳血，医治无效，食微肌瘦，虑成损怯。予时至兰溪，友人荐延诊视。阅前诸方，偏于温补，谓曰：古人治血证，虽有此法，然须审其证属虚寒，方为合辙。

据兹脉证，责诸肺肾阴亏，肝阳上僭，咳甚火炎，血随溢出，理应滋水生木，润肺保金，得以咳稀，血当自止。服药投机，予欲辞回，敬兄固留，为治月余，咳血全好，餐加神旺，肌肉复生。

安波按：温热治虚损与草菅人命何异？故前贤云男子阳常有余。阴常不足。盖男子气恒有余者多，血患不足者不少。以温热治虚损者，仲圣建中之类也。其内以稼穑作甘之本味，急建其中气，俾中宫得强，饮食增而津液旺，以至充血生精，而复其真阴之不足。愚意以治脾虚损怯则可，若肾阴耗乏，相火燥金，见咳呛累血，形销骨折，遗泄潮热等，投之如抱薪救火矣。

【点评】此案前述咳血诸方偏温补，医治无效，乃辨证错，用药亦错；后从滋水生木，润肺保金，药合病机则取效。

鲍宗海风寒喘嗽误补肺胀欲绝治验

黄敬修兄店内，有同事鲍宗海者，因感风寒，喘嗽多日，就彼地某姓老医看视，谓其证属内亏，药与地、归、参、术。予见方劝其勿服，宗海以为伊体素虚，老医见识不谬，潜服其药。是夜喘嗽益甚，次日复往加减，医谓前药尚轻，更增黄芪、五味子，服后胸高气筑，莫能卧下，呻呀不休，闭闷欲绝。敬兄询知其故，嘱予拯治。予曰：

前药吾原劝其勿服，伊不之信，况加酸敛，邪锢益坚，如何排解？敬兄云：渠与我同事多年，不忍见其死而不救。揣摩至再，立方用麻黄、桂枝、细辛、半夏、甘草、生姜、杏仁、葶苈子，并语之曰：此乃风寒客肺，气阻痰凝，因而喘嗽，医不开解，反投敛补，以致闭者愈闭，壅者愈壅，酿成肺胀危证。《金匮》云：咳逆倚息不得卧，小青龙汤主之。予于方中除五味、白芍之酸收，加葶苈、杏仁之苦泻者，盖肺苦气上逆，急食苦以泻之。如救眉燃，不容缓待也。敬兄欣以为然，即令市药煎服，少顷嗽出稠痰两盂，胸膈顿宽，再服复渣，又吐痰涎盏许，喘定能卧。宗海始悟前药之误，泣求救援。予笑曰：无妨，枉自吃几日苦耳。次剂麻桂等味分两减轻，参入桔梗、橘红、茯苓、苏子，更为调和肺胃而痊。

安波按：风寒咳嗽，亦一大症也，不可渺视为轻浅者。徐氏灵胎，苦志三十年，始能治咳，先生于小青龙，去味、芍，加葶、杏，真善法古人而不泥古人者也。

【点评】此案为实当虚治，越治越重，寒痰内凝，误用敛补，以致闭者愈闭，壅者愈壅，渐入危境，程氏遵仲景与意，取小青龙宣泄肺气，稠痰涌出，气道畅通，诸症自平矣。

胡某妇脏躁面论证治方法

长林胡某，延诊妇病，据述证经半载，外无寒热，饭食月事如常，惟时时悲泣，劝之不止，询其何故，伊不自知。诊治多人，有云抑郁，用逍遥散者，有云痰火，用温胆汤者，药俱不效。又疑邪祟，禳祷无灵，咸称怪证，恳为诊治。视毕出语某曰：易治耳。立方药用甘草、小麦、大枣。某问病名及用药方法，予曰：病名脏躁，方乃甘麦大枣汤，详载《金匮玉函》中，未见是书，不识病名，焉知治法，宜乎目为怪证也。某曰：适承指教，足见高明，但拙荆病久，诸治无功，尊方药只三味，且皆平淡，未卜果能去疾否。予曰：此仲圣祖方。神化莫测，必效无疑。服之果验。

安波按：有时法于古而不泥于古，有时竟法于古而泥于古，此之谓良工也。

【点评】此案表明，不读仲景书，临床难识症。脏躁用甘麦大枣汤，药只三味，且为平淡，用之即效。

余振如兄幼子胎痫

振兄乃郎，出胎两月，突然肢搐目斜，逾时乃定，乳食如常，以为偶然，次日又发。幼科作胎惊治，药用疏风镇惊不应，发经数日，俱在巳午时候。予视之，曰：此非胎惊，乃胎痫也。

振兄云：胎惊则尝闻之矣，胎痫之名，请问出于何典？予曰：名出《内经》。帝曰：人生而有癫疾者，病名曰何？安所得之？岐伯曰：名为胎病。此得之在母腹中时，其母有所大惊，故令子发为癫疾也。注云：癫痫也。夫惊之搐搦无定，痫之发作有时，大人之痫疾亦然。惟其发作有时，故较惊稍轻耳。爰用茯神、远志、麦冬、丹参、甘草、白芍、菊花、钩藤、桑寄生以安神定志，养肝熄风，少入橘红、半夏曲以涤扰心之痰涎。盖疾由母腹受惊而得，病在心肝二脏，神安风熄，其疾自平。妄行疏散，则风益动，襁褓胃气薄弱，金石镇坠，尤非所宜。服药其发渐轻，未几而定。所见数儿证同，皆照此法治愈。

安波按：斯症迩来幼医辄以抱龙等丸从事，从不知孩提之负屈者，岂止恒河沙数乎。

【点评】此案分析临床表现，引《内经》旨意，释病名，述病机，定治法，用方药，说理清楚，分析透彻，非一般见识所能及。

柳圣依翁夫人热病战汗而解

圣翁夫人，夏间病患热盛无汗，烦渴昏谵，医治旬余不解，圣翁外贸，伊郎荫千兄，廷予诊视。脉数舌黄，谓曰：此热病也，非清不可。疏竹叶石膏汤与之。时夜将半，闻叩扉声甚急，启视，荫兄慌入而言曰：病危矣。询其故。曰：妙剂，当服头渣，至暮未见动静，再服复渣，更静后，忽寒战肢抖，少顷汗出如浆，肤冷息微，闭目不语。众以为殆，归咎药性太凉，欲投参、附以救其脱，亟求复诊以决之。予即随往，扪其肌肤果冷，细按脉虽虚，然至数和缓，并不急疾。曰：无妨，此战汗也。因本气不足，邪气鸱张，予重用清剂驱之，邪不能留，逐与正争，是以战而汗出。邪虽从此而解，正亦由此而亏，且任其养息，切勿惊扰，元气来复，自然肤暖神苏，若骤进参、附，诚恐余烬复炎，反为害矣。叶氏论温热病战汗解后，胃气空虚，有肤冷一昼夜之说。取书与阅，群疑始释。另立一方，用生脉散加茯神、玉竹、白芍、甘草，嘱市药煎好，俟其苏醒与服，并啜稀粥，以养胃气。次早荫兄来谢云：昨夕非子有定见，几为旁言所误，遵嘱静守，逾时汗敛神苏，忙将煎好之药服讫，复睡至晓，肌肤已温，唯形倦气怠耳。更为辅正养阴和胃，渐次而康。

安波按：斯证若脉急数，自汗如雨，躁烦不安，神志不宁，是自气脱阳越之候，速宜大剂回阳，与此大相悬绝。

【点评】此案程氏辨识为热病自战汗而解，可见他熟读叶天士温热论，且进一步予以发挥，用生脉散加味并啜稀粥，以养胃气。待元气来复，渐次而康。

鲍子钦兄感风停食小恙猝变虚脱宜用急疗之法

子钦兄幼年质弱，偶因停感，发热腹痛，儿科药用荆、防、楂、曲，服后热退痛止，以为应验。距意次日卧床不起，头重目阔，气怯懒言，不饮不食。急延予至，见其形状倦怠，切脉细软无神，维时伊舅柳荫千兄在座，予告之曰：令甥之恙，乃元气不支，切恐虚脱，亟宜峻补，迟则难救。荫兄云：舍甥病才两日，消散又未过剂，童质固虚，何至遽脱？岂可骤投重补耶？予曰：小儿脏气易为虚实，脉证疲惫如斯，舍此别无他策。仿补元煎方法与服二剂，病仍未转，伊乃堂忧甚，予曰：凡治病，补虚与攻实不同，攻实可求速效，补虚本无近功。服药病既不增，虚能受补，即为见效。古称填补，如地有陷阱，方能容填。若平地填之，成敦阜矣。

仍根据原方加入芪、术、茯、神、枣仁合归脾汤，守服浃旬，头竖目开，饮食照常，俨如无病。

安波按：于庚辰岁治余杭金姓稚子，年甫五龄，形颇肮脏，忽患暴注下迫，形神顿减，小尿短滴，幼医以消导之属，靡不备尝，或有以暴泻属热者，需胡黄连之类，其泻转甚，延余诊治。脉之细弱乏神，按之则空，苔微黑，不渴，曰：寒邪直中太阴所致，非附子理中汤不可，迟则恐变。乃尊曰：邪中太阴，已领教矣。然小儿体若纯阳，胡可以热济之乎。余曰：医贵活泼，不可纽执一说，以塞见闻。彼以为然，投之果应。此症与斯案相类，险为肤见所阻，故录出为固执者鉴。

【点评】此案程氏于临证病情危急时，强调补虚无近功，必须坚持才有效，足见其经验之丰富。所以如何做好补虚和攻实，颇有启示，有虚不受补，但勿忘也有虚能受补。

族妇眩晕续堂弟媳所患证同治皆无效不药自痊

予童时见族中一妇人，头额常系一带，行动须人扶掖，云无他病，惟头目昏眩，饮食倍增，形体加胖，稍饥心内即觉难过。医治无效，只得屏药。越数年疾自愈，形体退瘦，饮食起居如常。其致病之由，及所服方药，均不同考。后堂弟媳，年二旬余，因遭回禄，忧郁成疾，见证与族妇仿佛。予知其疾由郁而起，初投逍遥达郁，继加丹栀清火，更进地黄、阿胶滋水生木，白芍、菊花平肝熄风，磁石、牡蛎镇逆潜阳等法，俱不应。他医以为无痰不作眩，药用豁痰，又以为无虚不作眩，药用补虚，亦皆无验，遂不服药，四旬外病自瘳。予生平所见眩晕之疾，未有甚于此二证者，且病中诸治不应，后皆不药自痊，事亦奇矣。细求其故，盖病关情志，是以草木无灵。由此观之，凡七情内伤致病，皆可类推。

安波按：七情致病者，尼师寡妇室女为尤甚，必须陶情怡悦，所谓心病必以心药治也。

【点评】此案程氏精辟分析其不药自痊，一从形体分析，一以情志分析，草木无情，尚须与心药同用方能奏效。

洪荔原翁挟虚伤寒

荔翁年逾强仕，冬月重感寒邪，诊脉细紧，见证寒热无汗，头疼体痛，初投附子理阴煎，汗发不出，复诊方加人参、麻黄，翁曰：麻黄性悍，驶不能御，吾质素弱，恐不可服。予笑谓曰：他人之麻黄或不可服，予之麻黄放心服之。盖医当论方，不当论药，若以此加入表散药中，则诚驶不能御，今合补剂，有人参、熟地监制之，虽勇过孟贲，亦难肆其强悍之性矣。古人用散法，有皮毛、肌肉、血脉、筋骨之殊，峻散、平散、温散、凉散之异。至于阳根于阴，汗化于液，云腾致雨之妙，独景岳先生得之。其所制理阴煎，及麻桂饮、大温中饮数方，真可称长沙之功臣，而补其所未备也。况理阴煎方后，有原加麻黄之法，又何疑耶。翁信予言，一服汗出而解。

安波按：于辛巳岁，治王少莲者，夏月纳凉痛饮，日晡觉头重恶冷，至次日壮热憎寒，口燥渴而不饮，目赤汗沾，诊得脉洪大而空，沉按若无，苔来黑滑。余曰：此肾阳为阴暑所迫，致见阳气上戴，目赤口燥不饮，脉空无神，壮热恶寒，即《伤寒论》之戴阳证也。拟附子理中汤加香薷、人参，一剂而神清，寒热顿减，口不燥，目赤退，诸恙稍愈。后以斯方减轻，加以祛暑渗湿而痊。似此案之相类，故亦录出，以广后来者之目。

【点评】此案程氏阐述用麻黄之理，有三点启示：一是中医用药，很少单味独进，其配伍经验之累积，非一日之功；二是要活用古方，景岳之理阴煎，与麻黄配，则以人参、熟地监制，则无过也；三是要正确理解中医之散法，有峻散、平散、温散、凉散之异，应该辨证后正确选用。

洪召亭翁夫人胎动血晕急救保全

召翁夫人怀孕三月，胎动血崩发晕，促往诊视。乃告翁曰：妊娠胎下血晕，已为重险，今胎未下而晕先见，倘胎下晕脱，奈何？翁嘱立方。予曰：血脱益气，舍独参汤别无良药。翁问所需若干，予曰：数非一两不可。翁出取参，予闻房内雇妇私语，胎产服参不宜。亟呼之出，语曰：尔何知，勿妄言以乱人意。少顷翁持参至，予欲辞回，思适才雇妇所言，恐病患闻之，疑而不服，岂不偾事！只得俟之，翁持参汤，予随入房，病患果不肯服。翁无如何，予正色言曰：性命安危，在此一举，今若不服此汤，胎下晕脱莫救，俗见胎产忌服人参，无非恐其补住恶露，在胎下后，犹或可言，今胎未下，与平常临产无异，岂平常临产可以服参，今昏晕欲脱，反不可服乎？予治此症颇多，勿为旁言所惑。病患疑释，一饮而罄。予曰：有此砥柱中流，大势可守，尚防胎下复晕，其参渣再煎与服为妙。诘朝复诊，翁云：昨遵谕，仍将参渣煎服，薄暮胎下，恶露无多，晕亦未作。令多服培养气血之剂而痊。续翁媳升治兄令政半产，胎下血晕，时值寒冬，夤夜招诊，两脉已脱，面白肢冷，亟以参附汤灌苏。一家两证，势俱危险，皆仗参力保全，胎产不可服参，殊属谬语。

安波按：半产之虚，虚不待言，况产前血晕等脱候，可不以参辅乎？险为愚妇偾事，得以获全者，亦幸耳。

【点评】此案程氏详述在抢救胎动血晕过程中如何用参的经过，并且对胎产忌服人参进行批评，处理急症要有果断的决心，否则错失时光，病情重则危，危则殆。

曹引泉翁竹筒痢

引翁年将花甲，秋季患痢，缠绵日久，清利过剂，肛如竹筒，直下无度，卧床不起，诊脉细濡，望色憔悴，知为脾肾两亏，元气下夺，所幸尚能纳谷，胃气未败。仿胃关煎，调石脂、余粮末，与服两日，其痢稍减。再加桑螵蛸，晚间参服四神丸，治疗匝月始。

安波按：痢者利也，不可以通利治痢之常药，以医老人久痢之不固。其法不一，医师胸有成竹耳。

【点评】此案下利无度，病势危急，急先止利，得胃气生，再以温补脾肾，救治调养思路清晰。

王策勋先生幼孙疳疾

予弟倚兰，服贾庐江。戊辰冬，予自中州回，道经彼地，羁留信宿，有王策勋先生者，与予弟善，抱其幼孙，恳为诊治。视其体热面黄，肢细腹大，发焦目暗，颈起结核，予曰：此乃疳疾。疳者干也，小儿肠胃柔脆，乳食失调，运化不及，停积发热，热久津干，故名曰疳。

又谓之丁奚哺露。丁奚者，言奚童枯瘠如丁，哺露者，言愈哺而骨愈露。但是疾，每多生虫，虫日滋，侵蚀脏腑，非寻常药饵所能去病。古方有布袋丸，治此证多验。药用人参、白术、茯苓、使君子肉各一两，芦荟、夜明沙、芜荑、甘草各五钱，共为末，蒸饼糊丸，每粒约重三钱，日用一丸，以夏布袋盛之。另切精猪肉二两，同煮汁服，肉亦可食。如法制就，服完一料而愈。

安波按：布袋丸名亦奇，方亦奇，故治亦奇。沈姓幼童五龄者，余之内戚也，患腹膨形黑，善食作泻，虽骨支床已半载矣，余宗是丸服半料，沉霍然。盖意布袋者，今人之胃，如物之袋，病久致疳，虫蚀已空，故其胃必虚，津液必涸，赖以猪肉汁充养胃阴，而从药得以各司其司，同心共济，以奏凯歌也。

【点评】此案乃药食合用，且以蒸饼糊丸盛于袋内与精猪肉同煮，饮汁也可食肉，颇适幼儿服用，可见其名奇，方亦奇，药亦奇，配亦奇，治更奇。

金荫陶封翁久泻滑脱之证

封翁年愈古稀，恙患泄泻，公郎麦伦兄善岐黄，屡进温补脾肾诸药，淹缠日久，泻总不止。

招予诊视。谓迈兄曰：尊翁所患乃泻久肠胃滑脱之候也。《十剂》云：补可去弱，涩可去脱，泻久元气未有不虚，但补仅可益虚，未能固脱。仲景云：理中者，理中焦，此利在下焦，赤石脂禹余粮丸主之。李先知云：下焦有病患难会，须用余粮赤石脂。况肠胃之空，非此不能填，肠垢已去，非此不能复其黏着之性。喻西昌治陈彦质浦君艺泻利，久而不愈，用此俱奏奇功，遂于原方内加入石脂、余粮，服之果效。

安波按：善师古人之法。

【点评】此案对久泻滑脱的表现在治疗上如何用好补和涩分析简洁明白，也是对仲景方的灵活应用，故奏效显著。

洪梅渚翁肝郁犯胃痛呕发黄温补药误危而复安

嘉庆辛未春，予患眩晕，不出户者累月。友人张汝功兄来，言洪梅翁病剧，述其症状，起初少腹痛，呕吐，医谓寒凝厥阴，投以暖肝煎，痛呕益甚，又谓肾气上冲，更用理阴煎合六君子汤，每剂俱用人参，服之愈剧，脘痞畏食，昼夜呻吟，面目色黄，医称体亏病重，补之不应，虑其虚脱，举室忧惶。复有指为疸证，欲进茵陈蒿汤者，嘱邀予诊以决之。予辞以疾，汝兄强之，于是扶掖而往。诊毕笑谓翁曰：病可无妨，但药只须数文一剂，毋大费主人物料。方疏加味逍遥散，加郁金、陈皮、谷芽、兰叶。乃弟并锋翁曰：家兄年将花甲，病经多日，痛呕不食，胃气空虚，轻淡之品，恐不济事。予曰：此非虚证，药不中病，致益剧耳。《经》云：诸痛属肝。病由肝郁不舒，气机遏抑，少腹乃厥阴部位，因而致痛。肝气上逆，冲胃为呕，温补太过，木郁则火郁，诸逆冲上，皆属于火，食不得入，是有火也。至于面目色黄，亦肝郁之所使然，非疸证也。逍遥一方，治木郁而诸郁皆解，其说出赵氏《医贯》，予辑载拙集《医述》中。检书与阅，翁以为然。初服各证均减，服至四剂，不痛不呕，黄色尽退，共服药十二剂，服食如常。是役也，翁病召诊日，皆汝兄代邀，语予曰：翁前服参药不应，自以为殆，予药如此之轻，见效如此之速，甚为感佩，嘱予致意，容当图谢。予曰：医者愈病，分所当然，惟自抱疾，为人疗病，行动蹒跚，殊可笑耳。翁有盛情，拙集辑成，借代付梓，亦善果也，胜酬多矣。晤间翁问尊集成乎？予曰：未也。翁曰：且俟脱稿，薄助剞劂。阅兹廿载，集成而翁已仙矣。集首阅书姓氏款中，谨登翁名，不忘其言。

安波按：治肝一法，不外辛散酸收甘缓，此古制逍遥散之妙也。但肝病已久，必盗母气，故前贤有温暖肝肾，乙癸同源之治。如肾阴偏伤，木火内燃，虽滋肾阴一法以柔肝，然肝最碍补，必须病久，或肾家素有宿疾，方为合符耳。第治肝以辛散酸收为多，以滋补收纳者十中一二耳。

【点评】此案通过前医误补，致胃呕发黄的分析，程氏果断地指出，此面目色黄非疸证也，即投加味逍遥散，共服药十二剂而告如常，显示辨证之精细也。

又乃爱暑邪扰胃发热吐泻欲作惊搐

梅翁令爱，年甫两龄，仲夏时发热吐泻，渠宅同事方心树兄知医，作暑风食滞治，热甚烦渴，吐泻益频。延予至，心兄述其病状，并用药大意。予视其儿，身热肢冷，舌绛苔黄，烦扰不定。谓心兄曰：证属暑邪扰胃，热气上冲，以故渴饮吐泻。《经》云：诸逆冲上，皆属于火。暴注下迫，皆属于热。但婴儿质脆，暑邪酷烈，最易激动肝风。许宣治先生论暑风惊候，由吐泻而后发搐者，谓之慢惊。治之不易，且吐甚于泻，吐多胃伤，不能宣布津液，是以诸药无验，必得生机活泼，方转灵轴，所制黄土稻花汤一方甚妙。予遇此证，每仿其法，治多应手。于是方疏黄土、稻花、沙参、茯苓、甘草、半夏、乌梅、木瓜、扁荚叶，因其热甚，再加黄连，一剂而效。夏月小儿感受暑邪热渴，吐呕不利于香砂、术、曲者，服此方而晏如。

安波按：细绎方议，暑邪犯胃为呕，以黄土、稻花温而不燥，香而不窜，安胃为君。吐多伤液，以沙参、茯苓、甘草、半夏，养而不腻，辅而不滞，使中宫得以运旋，则吐泻不治而自愈矣。

故主为臣，盖土气衰微，致招客邪，则胜己之木来侮，可不待言而知也。故以乌梅、木瓜预以定木为佐，而脾胃得以安，肝得以伏，而炎炎之暑邪未驱，故使以扁豆叶得金气之最早，祛暑平木，良由斯乎。

【点评】程氏遵经旨：诸逆冲上皆属于火，暴注下迫皆属于热，认定该证为暑邪扰胃，采用自制验方黄土稻花汤加黄连，一剂而效，显示其学验俱丰。

又乃郎湿温感证

梅翁幼郎，夏间患感证，见其发热口干，舌苔白腻，知有伏邪，思膏粱稚子，提携捧负，邪何由受。询其乳媪，据云：向系楼居，近缘天暑，移住地房，霉气甚重，病因此受，亦未可知。予曰：是矣。

盖霉湿之气，从口鼻吸入，伏于膜原，酝酿为热，自里达表，不比风寒客于皮毛，可以辛温发散而治也。初用淡豉、苏梗、鲜藿香、秦艽、广皮、桔梗、连翘、甘草、通草之属，芳香解秽，辛凉透邪。服药热甚，烦渴，舌苔转黄，方除苏梗、广皮，加入黄芩、黑栀、赤苓、泽泻，热渴不止，舌色欲焦，予素手战，渠宅视恙，方俱心树兄代书，乃谓之曰：此证热势炽甚，非白虎汤不能去病。心兄云：据证应用此方，但白虎之名，俗多恐畏，或至明日，如病不减，再进如何？予曰：拯溺救焚，急不及待。今舌欲焦，邪热燔灼，胃津已伤，倘到明日，舌若变黑，而成胃实。则非白虎所能胜任。再投承气，岂不更骇听闻。因将病原治法，细与渠宅说明。当用石膏一两，知母一钱，并加滑石、芦根，其余栀、芩等味，分量均照前加重。次日复看，身热较轻，舌焦亦润。但病来势暴，若骤松手，恐其余烬复燃，仍守原方，再服一剂，转用沙参、玉竹、麦冬、丹皮、石斛、料豆、梨汁、芝麻，养阴需液而痊。

安波按：读斯篇未终，不觉喟然长叹已三息矣。盖古之名汤治疾，二翻三复者甚众，今时地卑气薄，药未终剂，更医已数四矣。故出类拔萃之辈，常立于人背之后，是殆所谓命也夫。

【点评】此案可见伏邪内蕴化热，初用辛透，邪未能解，而待热势燔灼，舌焦劫津，急投白虎，顿挫邪热，转而养阴，乃入坦途。可见药随证变，必须及时调整。

张汝功兄乃郎嗽久伤阴奇治验

汝兄乃郎，年方龆龀，秋间咳嗽，入冬不止，初起呛嗽痰涩，气急面红，渐次潮热脉数，食减肌瘦，药如泻白散、止嗽散、清燥救肺汤，遍尝无验。汝兄虑成童怯，嘱予筹治。令且停药，每日用甜雪梨一枚，去皮渣，雄猪肉四两，同切块，清水煮汤啜之。其肉与粳米稀粥同食。儿病日久，戒食荤油，复为药苦，得此可口，食而甘之，数日而效，浃旬而瘥。汝兄称谢，并问其故。予曰：斯证即喻西昌所谓秋伤于燥，冬生咳嗽之候也。夫燥者濡之，其所以服诸清润之剂而不应者，缘童质向亏，嗽久阴伤，凡药皆草木根荄，只可濡其时邪之燥，未能滋其津液之干耳。《经》云：阴之所生，本在五味，五谷为养，五果为助，五畜为益，故用猪肉、雪梨、粳米，诸多濡液滋干之品，气味合而服之，以补精益气，岂寻常方剂可同语耶。汝兄慨然曰：人知药能疗病，不知药反增病。人知食肉病复，不知食肉病愈。今而后益信医理渊深，不易知也。

安波按：读斯案字字珠玉，可见医贵圆通，徒执成方于胸中，亦复何益。

【点评】此案治疗用药食同用之法，不能称奇。案中述及人知药能疗病，不知药反增病；人知食肉病复，不知食肉病愈，值得深究。

又令爱暑入心包拯治无功后见数人证同皆不可救并答门人四问

汝兄令爱，笄年在室，时届季夏，薄暮忽觉微寒，夜发壮热，头痛呕吐，次早迓予，其女出房就诊。脉弦急数，舌苔白腻。谓汝兄曰：证属时感暑风，来势不轻，防其生变。方用葛根、防风以祛风，香薷、茯苓、甘草、半夏、滑石、扁荚叶以清暑。诘朝入房诊视，脉证如故，舌苔转黄，热盛口渴，目定神呆。方除葛根、防风、半夏，加入连翘、知母、花粉、鲜荷叶，四朝再视，病者扶坐榻上，昏昏不语，令其伸舌，勉伸半截，尖绛起刺。汝兄云：小女夜来热炽，烦渴呻吟不安，黎明稍定，以为病减，不意神更昏迷，肢渐厥冷，未识何故。予曰：此暑入心包，邪陷于里，热深厥深，肝风欲萌，势属危险，可延他医酌之。汝兄坚嘱拯治。思暑由上受，首先犯卫，渐传入营，叶氏有清络热，必佐芳香，开里窍，以清神识，用至宝丹一法。吾乡苦无此药，姑用生地、元参、银花、麦冬、川连、犀角、鲜菖蒲、西瓜翠衣，令取荷露煎药。翌日复召，病势益剧。目瞤肢瘛，口噤牙咬。予曰：肝风已动，证成痉厥，不可为矣。汝兄乞筹以希万一。揣诸病情，治法不过如此，奈服药不应。无已再想外法，令挑黄土摊地上，铺荷叶，将病患抬置其上，另用紫雪、牛黄蜜调涂舌，方加钩藤、桑寄生、羚羊角，平肝熄风。

至第六朝，汝兄来云：昨晚肢瘛不作，口噤已开，似有生意，再烦视之。至见病患眼戴口张，痰声辘辘，切脉如丝。予曰：此非瘛定，乃元气内夺，无力鼓动故也。脉证俱败，危期速矣。延至七朝而殁。未几，又见鲍搴莪翁令媳之证。

搴翁邀视媳病，云日前因热贪凉，起初头痛呕恶，旋即怯风发热。至今热犹未退，似属外感，烦为解散，免致成疟。导予入室。诊际问其头痛乎，病者不答。转令使女询之，亦复默然。予曰：殆证也。辞不治。翁云：小媳病才两日，其候不过发热头痛，何以言殆？予曰：害虽未形，其机已露。盖此病因于冒暑，夫暑喜伤心，心者君主之官，神明出焉。顷问病原，蔑知应对。足征邪犯心包，神明为之紊乱，按心肝为脏，脏者藏也。邪已入脏，断难驱逐。且手足厥阴相表里，肝风痉厥，蝉联而至，预期一候，恐有风波，并将张汝兄令爱病状告之。翁虽唯唯，然未深信。续延他医疗治，诸证蜂生。果至七朝而逝，始信予言不虚。后旬日又见许礼门翁令侄媳之证。

礼翁儒而通医。因乃侄媳病见招。晤间予告以近视张鲍两女病。均不治之故。翁蹙然云：舍侄媳病候，与此仿佛，奈何？予问病经几日矣。曰五日。问其状。曰身热肢凉，昏迷瘛疭。

予曰：邪已入脏，不可救矣。其姑坚托诊视，脉证俱殆。翁求举方，予曰：适谈前视张鲍两女证，维时病患犹能行动，尚不可疗，况如是乎？辞欲登车，其仆乞诊妇病。询其何疾。云：病起三朝，发热不退，神渐昏冒，今早手足微掣。予曰：此亦暑入心包之候也，可不必往。

翁强之。皆至其家，见妇昏卧于床，热盛息粗，面赤唇干，舌伸不前，抉视色绛，苔黄，切脉弦数。辞不用药。仆人跪恳，勉议清解暑邪芳香宣窍之剂，并嘱用黄土、荷叶垫卧。越日仆来言，主母已故。妻病服药热缓掣定，神识稍清，复为加减，幸得获痊。后期年再见洪蕊春兄令媳之证。

蕊兄乃媳，长夏患病，四朝热盛神昏，舌黄口渴，肢冷脉细。予诊之曰：此暑邪内犯心包，棘手之候。蕊兄嘱治，勉商清暑涤邪，参以芳香开窍，并语之曰：服药热减神苏，庶可图幸，若肝风一动，则难救矣。旁议予方过凉，另延他医，以病者肢冷脉细，认为阴寒，遂用姜、附，置诸阳证不问。歙俗病家服药，喜热畏凉，膏粱殆甚，维时姻娅咸集，度其少年新婚，当从阴证治法。蕊兄自不知医，因听众咻，信以为是。友人方瑞征，病者之表兄也，予视病时，渠亦在座，见后医之方，与予相左，私叩所以，予曰：病属暑邪入脏，热极似寒，实非阴证。亟为清解，犹恐不及，再投姜、附，岂不火上添油乎。瑞兄云：家姑现下伊宅，吾往告之，勿服其药如何？予曰：子固婆心，但予虽能决其服彼药而必死，然未能料其服予药而必生。续闻竟服彼药，肝风大动，颠簸反张，凭空跃起数尺，爬床搔席，啮舌断齿，未至一候而亡。予所见数证，临危俱动风抽掣，然不若此之剧，盖由姜、附燥烈，以刚与刚，益助其威耳。后十余年，复见吴蔚扬兄令爱之证。

蔚兄令爱，适本里洪宅，即星恒翁之乃媳也。年近二旬，形瘦质弱，星翁乃郎，向外贸易，因病遄归，媳侍汤药，忧劳交集，时值溽暑，偶作寒热，次日热发不退，头痛呕吐，逆予诊之，拟属暑风相搏，投以轻解之剂，诘朝脉证如故，神识欠慧，予谓星翁曰：令媳病势颇剧，刻防传变，可速告知令亲，切勿轻忽。原方佐以清热辟邪。

四朝再召，蔚兄在座，据言昨夕热盛烦躁，今晨人事更迷。予入房诊毕曰：邪已入脏，且晚肝风即至。病患体薄，且多忧劳，料难支撑。并将畴昔所见诸证向说，嘱早诊治斟酌。蔚兄务求画策，勉于昨剂中参入芳香开窍，以尽人工。五日黎明，星翁遣价来请，予辞不往，再四相邀，至见病者昏卧肢瘈，喉中痰鸣。予曰：内闭外脱，蔑能为力，他医用药，亦无效灵，越日而殂。

安波按：于壬小春初二，治钱清场司秦积卿公祖，年将古稀，神采矍铄，六旬余得类中症，后以大补获痊。今岁秋季。忽觉形寒怕热，溺短便涩，素善饭膳，须豚蹄之属，饥必以大碗燕窝，其余茶食之类，常不辍于口，寒热之际，啖食亦恐失饿，致见神采蒙，口牵指搐，目闭溲遗，切脉沉伏，撬视舌苔，干燥黄厚。余曰：此伏暑候也。年高怯弱，慎防内闭外脱之险，辞以不起。彼人固求立方，余勉拟芳香开窍，辛凉豁痰之剂。今伊速觅妙手评酌，医亦吾药仿佛，竟服彼方。次日复诊，余视脉病仍然，令搜真西黄几厘，调至宝丹抹涂舌上，倘得神定搐回，可望万一。如是弥留者五日矣。渠竟获得西黄几厘，调至宝丹将涂，讵期舌初沾染，而公竟仙逝矣。兹阅斯案，益奇先生之明决于一候之间，神乎神乎。

门人问曰：暑入心包一证，古人略而不详，近叶氏案载证治数条，似非不救之候，且六淫首重伤寒，其危莫如两感，虽轩岐只有死期，而无治法。然后贤谓用药先后，发表攻里，复推出可生之机，今读先生所著暑入心包数案，咸辞不治，或拯无功，果斯候之危甚于两感，而竟不可救耶？答曰：伤寒两感固危，毕竟其邪表里双传，犹或可据可疗，暑邪变幻无常，彼暴中之激烈，扁鹊不及掭指而投咀，盖缘心为君主之官，心包乃其外郭，邪犯心包，至危至急，乌可同类而语乎。又问曰：暑入心包，危急之故，已闻命矣。然三因病候多端，岂无一二可与比类者乎？答曰：安得无之。小儿夏月冒暑发热，陡然神昏肢搐，俗呼暑风急惊，其证仿佛，其原相同，洵可以称比类也。但暑邪感触，小儿即作惊搐者多，大人即入心包者少。小儿暑风急惊，十中可救七八。大人暑入心包，十中难拯一二。此中奥义，不可不明。盖小儿质弱，脏气未实，邪入易，故病多。大人体强，脏气已实，邪入难，故病少。惟其入之易，则其出亦易，故治易。入之难，则其出亦难，故治难。即此观之，病情思过半矣。又问曰：夫子发蒙解惑，畅论病机，顿开茅塞，顽钝辈以为古人治病，证分寒热，药析温凉。今见数案，治法悉是清暑辟邪，参以芳香通窍，不识此外尚有他法可施与？答曰：凡治他病证，有寒热之殊，药有温凉之异，惟此一证，有热无寒。比例温病，病必有阳而无阴，药必用寒而远热。夫暴病暴死，皆属于火。苦寒则凝冱稽迟，焉有如此之激烈哉。予为子辈再伸其义。医方八法，汗、吐、下、和、温、清、补、渗是也，此证邪已入脏，汗之不宜，腑病宜通，脏无下法，温则以刚与刚，和解渗利，绝无干涉，痰食结胸则吐之，脏邪从无吐出之理，至于补法，伤寒中风，邪陷于里，往往用之，无如此证，邪入弥漫，虚灵闭塞，不涤其邪，徒补无益，故舍清法，别无可施。譬诸救焚，舍水他无可用。再按小儿暑风惊证，质实能受清凉者可治，质虚不受清凉者不可治，此证亦然。曩治许礼门翁仆妇之证得愈者，亦因其藜藿体坚，能受清凉故也。膏粱羸弱，患此欲求幸免者，几希。又问曰：《伤寒论》云：太阳病头痛至七日以上自愈者，以行其经尽故也。若欲作再经者，针足阳明，使经不传则愈。此仲师验治伤寒传经之法也。夫子言暑入心包之候，危于伤寒，但寒之伤人尚少，暑之伤人甚多，暑邪之入脏，如伤寒之传经，应可预知，曷不仿仲师针法，使其不入可乎？答曰：此未可易言也。夫寒邪未传之先，有证可据，暑邪未入之先，无证可凭。当其疾作之始，身热头疼，呕吐口渴，与寻常暑证不殊。有此慧眼，能预知其邪之欲入，而为设法堵御耶，《内经》论卒中云：急虚身中卒至，譬如堕溺，不可为期，可类推矣。虽然邪之未入，固难预知，而邪之既入，不可不识。凡诊暑证，二三日间，视病者神识微呆，即是邪入之征。此语未经人道，舟子望云而知风汛。予阅历有年之一得耳，既知邪之已入，维时其入尚浅，肝风未萌，似可极力验之，勿令入深可也。无如暑邪变幻，电掣雷奔，迅速异常，纵使验逐，枉竭其力，罕见其功，亦非临证目击，不能知之。兹因子辈之问，一伸病机，惜未水饮上池，无浣肠涤胃之术，能起人于九死一生之中，徒自歉耳。

安波按：病至危证毕聚，虽有慧心妙手，亦奚以为，姑立方者，聊尽良工之婆心耳。

【点评】此案中数案均为暑入心包之证，证情危笃，病势极变，迅即见内闭外脱之候。在处理这类危重病候时，一为及时；二要迅速开窍，同时救脱；三不要拘泥单用药物，可同用针法和灸法等。程氏能实事求是列出经救治无效的过程以及如实解答四问，实乃大家矣。

叶蔚如兄胁痛便闭一剂而效

蔚兄来诊云：病初右胁刺痛，皮肤如烙，渐致大便闭结，坐卧不安，每便努挣，痛剧难耐，理气清火，养血润肠，药皆不应。切脉弦急欠柔，谓曰：易治耳，一剂可愈。蔚兄云：吾病日久，诸药无灵，何言易治？予曰：此乃燥证。肺苦燥，其脉行于右，与大肠相表里，方书论胁痛以左属肝，右属肺，今痛在右胁而便闭结，肺病显然。但肝虽位于左，而其脉萦于两胁，《内经》言邪在肝，则两胁中痛。今痛虽在右胁，不得谓其专属肺病已也。夫金制木，忧伤肺，金失其刚，转而为柔，致令木失其柔，转而为刚，辛香益助其刚，苦寒愈资其燥，润肠养血，缓不济急。订方用栝蒌一枚，甘草二钱，红花五分。蔚兄见方称奇，乃询所以。予曰：方出《赤水元珠》。夫栝蒌柔而润下，能治插胁之痛，合之甘草缓中濡燥，稍入红花，流通血脉，肝柔肺润，效可必矣。服药便通痛减，能以定卧，随服复渣，微溏两次，其痛如失。

安波按：怀抱奇，肋痛法，亦可参用。

【点评】案中用栝蒌为主药，配伍甚佳，实为经验之谈。

曹静川翁孙女颏脱音哑

静翁孙女，年甫三龄，夏月发热，医作暑风治，投清散药两剂，忽颏脱音哑，食莫能嚼，饮莫能啜。又以为风中会厌，仍用散药，静翁迟疑，邀予商酌。谓曰：颏属肾，颏脱肾虚之征。肾脉循喉咙，挟舌本，为声音之根。《经》云：内夺而厥，则为喑痱。儿质本薄，暑复伤气，更服辛散，元气益漓，致变若此。倘再行疏泄，肝风一动，慢惊旋至，不可救矣。仿左归饮合生脉散，服之而瘥。

安波按：勘此等证，腹中无《内经》，犹瞎子行路。

【点评】此案程氏以《内经》藏象经络为指导，治从根本奏效，思路开阔，很有启示。

堂妹吐证

堂妹年二旬，因情怀忧郁，致患吐证。每餐膈间哽哽，少顷即吐，轻则只吐数口，甚则所食之物，倾囊而出。温中调气，清火解郁，治俱不应，予用安胃制肝法，亦不验。只得停药，越十余年，疾仍如故。肌肉不瘦，产育如常。予见此证数人，药皆罔效，然亦无损。复有梅氏女一证，案载辑录卷中，其候更加经期阻闭，缠绵数年，咸目为殆，出室后得自愈。可见情志之病，药饵难疗。至于病久而血气无损者，良由胃为多气多血之经，腑病较脏病轻耳。

若果脏真损伤，焉能久延不坏乎？

安波按：古人云：师尼寡妇，必须异治。愚谓室女之治，较师尼寡妇为尤甚。盖室女人道未周，情窦早露，以致窒塞之郁，百变百幻。结离后，诸病霍然。余亦有见之者。马陆氏女也，年过久笄，识书算，谈吐渊博，知药性，貌亦加常人一等，后得肝厥一症，每月如死者一二次，及合巹有时，而适逢厥来，从此好事多磨者有二次。余至，以疏肝熄风为事，然虽救目前之急，奈终身痼产，总少妙术，忽忽三年，婿突至，完姻迄今，沉若失，而瓜瓞已三四矣。

【点评】程氏谓情志之病，药饵难疗，因草木无情也。当以调摄心情，佐以和中安胃，与他脏无牵及。此言在许多名家中也这样提及。

方萃岩翁乃郎跌后又患腹痛药伤胃气治验

萃翁公郎葆晨兄，禀质素弱，曩患滑精，予为治愈，案载初集中。斯病之始，偶因登山跌仆伤足。吾乡专科接骨颇善，但其药狠，弱者每不能胜。葆兄缘伤重，欲图速效，日服其药，已戕胃气。又患腹痛，更服温肝行气活血等方，胃气益伤，神疲倦卧，痛呕不止，药食不纳，邀予诊视，脉虚细涩，气怯言微，面青自汗。谓萃翁曰：公郎病候，乃药戕胃气，恐蹈脱机。人以胃气为本，安谷则昌，治先救胃，冀其呕止谷安，然后以大补气血之剂继之，不徒愈病，且足得血而能步矣。但治呕吐之药，最宜详辨气味，不独苦劣腥臊不能受，即微郁微酸，亦不能受，惟人参力大气味和平，胃伤已极，非此莫可扶持，而单味独用，分两需多，购办不易，姑以高丽参代之。日用数钱，陈米水煎，缓缓呷之，守服数日，呕止食纳，神采略转。接服大补元煎，渐可下床，移步尚苦，筋脉牵强，行动艰难，翁虑成跛。予曰：无忧，血气未复耳。仍服前方，半载后步履如常。

安波按：味单则力峻，古人所以独参名汤也，而其用专。

【点评】程氏从人以胃气为本出发，强调患病服药一定要注意胃气不能受伤，尤其是在用药狠时，特别要当心，安谷则昌，失谷则亡。

又翁自患阴疽复中寒阳脱救急治法

壬午冬萃翁患外证甚重，因往候之。翁卧于床，谓予曰：背偶生毒，已经旬矣。知子不专疡科，故请潘日章兄看视。溃脓无多，并不痛楚，惟形疲食少，烦为诊之。切脉沉细而爽，观其毒形平塌，乃告之曰：此疽也。其病在阴，治须温补内托，由阴转阳，肿作痛，毒化成脓，庶几无虑。嘱邀潘日章兄同议。方订十全大补汤加白芷、穿山甲。薄暮使来促云：刻病甚剧，祈速往。入室见翁靠坐于地，众皆仓皇。予惊问故，乃弟子桥先生言：家兄因起身更衣，站立不住，忽然跌仆。遂作昏晕，故此不能动移。按脉迟细欲伏，面青肢冷，呕恶频频。予曰：此中寒也，病上加病，切防脱。变计惟参附汤以济其急，呕多胃逆，更以干姜佐之。古有霹雳散之名，形其迅速也。适日兄亦至，意见相符，于是用高丽参五钱，附子、干姜各二钱五分，令先扶掖上床，药熟倾服。予与日兄同坐室中，俟其消息。时届三鼓，渐见呕定肢温，神苏脉出。予喜曰：可无忧矣。令煎二渣与服。次日复召，谓日兄曰：昨夕中寒急暴，幸赖参附汤挽回，今视其疽，形仍平塌，尚不知痛，昨同议之方，犹恐不济。商以大剂养荣汤，加附子。再诊更增枸杞、菟丝、巴戟天及河车、鹿茸血肉之属，日渐知痛，肿起脓稠，腐化新生，治疗月余，疮口始敛。

【点评】此案可以看出程氏治病因证情缓急，而用药则要分先后，他对阴疽的辨治深谙其道，无奈中寒而用参附力挽，再以温补内托而渐转安。遇此病重危疾仍然淡定，此非一般功力所能及。

次儿光墀单腹胀奇验

墀儿年逾弱冠，向无疾病，夏间偶患腹胀，以为湿滞，无关紧要，虽服药饵，然饮食起居，失于谨慎。纠缠两月，腹形渐大，肌瘦食减，时作呕吐，自疗不愈。就同道曹肖岩、余朗亭二公诊治，药如和、渗、温、清、消、补，遍尝无验。其时尚能勉力出户，犹不介意。予思既诸药无功，谚云：不药得中医。遂令停药。迨至冬初，因事触怒，病益增剧，食入旋呕，卧即气冲，二便欠利。予忆《经》云：肝主怒，怒则气上，得无肝气横逆，阻胃之降。是以为呕为胀，与自拟越鞠逍遥，及安胃制肝方法，亦不应。渐至腹大如鼓，坚硬如石，筋绽脐突，骨立形羸，行步气促。予技已穷，复邀同道诸公视之，皆称证成中满，消补两难，有进专治鼓胀丸药者，言其音如响，一下其腹即消。予料彼药乃巴黄霸劫之品，今恙久胃虚，如何能受。即古治单胀，有用鸡矢醴一方，顾斯畏食呕吐，气味亦不相投，昼夕踌躇，无策可画。俄延至腊，忽睹梅梢蕊放，见景生情，旋摘数十枝，令以汤泡代茶，日啜数次。机关勘破，触类旁通，家有藏酿，用木瓜、橘饼各三钱，另以村醪煎熟，与藏酿对冲，晚饮两杯。以前腹胀否塞，绝不响动。如此啜饮三日，腹中微鸣，不时矢气，坚硬稍软，迨至旬余，胀势减半，二便觉爽，食入不呕，夜能安卧，匝月后腹胀全消。当时胀甚腹如抱瓮，疑谓何物邪气？若此之盛，及其胀消，大便并无秽恶遗出，可知即此身之元气，与此身为难首耳。儿病愈后，咸以为奇。

友人问予所用梅花治胀，出于何书。予曰：运用之妙，存乎一心，此予之会心偶中，无古可师。大概梅占先春，花发最早，其气芳香，故能舒肝醒脾。橘皮调和诸气。肝以敛为泻，木瓜酸柔，能于土中泻木，更借酒力，是以得效。友人喟然曰：子良工也。公郎之疾，固虽有术起之于后，尚且无法疗之于前。此医之难也。然使此证患于不明医理之家，当其迫切之际，未有不随下药而毙者。此又医之不可不知也。予聆斯语，不觉悚然。

安波按：膨证一候，世乏良方。细绎此子得愈之由，缘年正方刚，血气甚盛，虽病久形衰，而根蒂尚固。更兼年轻无知，郁怒未深，并非冤沉海底，大怒不解，日就忧抑者同日而语。不然腊残春回，木升当阳，其病日增之不暇，岂借梅花微末之材，可能却病乎？余见是证，不治者甚众，其年均在四五六左右，三十以外，尚未之闻也。余生也晚，不然责之杏翁，以为然乎？否乎？

【点评】此案原由脾胃虚弱气机流行不畅而起，复由因事触怒，病益增倒，曾用诸药，无奈用药难阻脾气升而胃气降，肝气疏则血气和，皆因调气欠力。程氏取梅花舒肝醒脾，木瓜酸柔，橘皮调和诸气，得土中泻木之功，终获腹胀全消之效。

巴声茂生布痘癍闭险逆一剂救转

巴生居近比邻，尊公秉昭翁，早子俱殇于痘。是春痘令盛行，儿多夭折，生年数龄，尚未出痘，翁以为忧。一夕忽发热呕吐，卧寐不安。比晓迓予，望其颊赤唇干，扪其身热指冷，烦渴舌黄，细验周身标点，隐隐夹有紫，顾谓翁曰：此布痘癍闭，险逆之证也。服药消痘透，庶可无虞。方定羌活散汤，加石膏、灯心，午后复视，云：服头渣药后，热盛闷乱，头摇肢擎。予曰：此欲作惊。令服复渣，薄暮烦热益甚，昏谵渴饮，舌吐唇外，掉弄不休，痘仍不透。反增多。其热颇剧，举家仓皇。旁议剂中石膏过凉，冰伏为害。予辞焉。秉翁坚求拯治，因在邻居素契，且此子又从次儿受业，情难固却，复告之曰：方书虽有痘初宜于升发，忌用清凉，恐其冰伏之说。特此证乃心胃火毒壅遏，致成癍闭，不清其火，癍何由消？痘何由透？前方清药力轻，故不胜任，于是重用石膏为君，佐以犀角、酒炒黄连、元参、升麻、连翘、赤芍、牛蒡、紫草之属。灯心尖为引，每服另冲无比散，取其去热，利小便，亦釜底抽薪之义。方已写就，思舌为心苗，今舌吐弄不休，内服煎药，须外用紫雪涂之，奈此物吾乡甚罕，乞诸其邻，所与些微，亦不济事。翁云：吾有紫雪藏之久矣。取出称有三钱，快甚。即令蜜调涂舌，并速煎药与服。次早翁来云：昨夕遵谕服药，涂舌至半夜，热缓收，泻止躁定，似有转机。再烦一看，果诸证悉平，癍消痘透。予曰：生矣。询其紫雪只剩三分，余皆涂去。予笑谓翁曰：此证虽仗药力挽回，然非如许紫雪，亦无此速效。今火势既平，药当褪松，酌以十神解毒汤，仍稍用石膏、犀角，清其余火，转用太乙保和汤，人参易沙参，加天虫、白芷、贝母鲜鳞。浆成之后，补脾利水，清凉解毒，渐次收功。此等险证，幸在比邻，朝夕看视，药随病转，得以保全。使病家与医居隔远，仓卒变幻，鞭长莫及，欲图庆成，不亦难乎。

安波按：方议精妙入神，读者不可忽过。

【点评】案中述及此等险证，只因朝夕看视，药随证转，病情方能转危为安。病急患者，不但要尽早诊治，更须仔细观察，一旦仓卒变幻，险象丛生。

答鲍北山翁询伊郎饮证治始末并商善后之策

饮证名载《内经》，特经文专论。运气司天在泉，胜复之义，仅启大端。仲圣于《金匮玉函》中，阐发病机，详辨治法，条分缕析，后世有所遵循，可称幸甚。《经》云：水火者，阴阳之征兆也。水为阴，火为阳，足见饮为阴类，致病之由，必其人之元气亏乏，阴盛阳衰，津液凝滞，不能输布，留于胸中，则清者悉变为浊矣。使果真气充足，饮入于胃，游溢精气，上输于脾，脾气散精，上归于肺，通调水道，下输膀胱，何患之有。《经》又云：阳化气，阴成形。夫气即水也，水即气也。气可化水，水可化气。今则阴翳弥漫，水精凝聚，得无阳衰，气无以化之故乎？人身之阳有三：一曰膻中之阳。如离照当空，纤云不掩，膻中阳虚，则浊阴上干，窃踞阳位，所谓浊气在上，则生膜胀也。一曰肾中之阳。如釜底之火，熟腐水谷，肾中阳虚，则釜底无火。物终不熟。所谓戊癸少化火之机，命阳无蒸变之力也。一曰膀胱之阳。膀胱者，州都之官，津液藏焉，气化则能出。膻中位于膈内，膀胱位于腹内，膀胱气化，则膻中之气得以下行，膀胱阳虚，则气不化，失其通调水道之职矣。童年既无色欲之戕，又鲜情志之扰，其膻中、肾命、膀胱之阳，从何而亏，饮病从何而起，得无水果生冷所伤之咎与？轩岐于病治之后，尚以谷肉果菜食养尽之，非谓水果不可食也，惟食之有节，无使过之，过则伤矣。童质禀薄，素嗜水果胃阳受伤，致成饮。夫蔗性寒清胃，诗称"大官还有蔗浆寒"者此也。旧夏日啖蔗浆，致发宿疾，胸膈支满，辘辘有声，愦然无奈，呕吐冷水，成碗成盆。投以苓桂术甘、理中、六君之属，通阳涤饮。服至月余，始得获效。复订温健脾胃丸方，并嘱戒食生冷，冀杜病根。仲秋病复召诊。询知丸药未服，复食梨菱，此则自误，非医咎也。窥其病状，较前加甚，不但呕吐水冷，并且脘中喉口俱冷如冰，食姜不辣，溲色如泔。《经》云：中气不足，溲便为变。诸病水液，澄澈清冷，皆属于寒。初则胃阳之伤，继及膀胱肾命，一寒至此，诚为可畏。姜椒桂附，屡投不应，思商硫黄丸，大热纯阳，差堪有济，此药吾乡苦无市处，无已，每日方内附子加至五钱，连进十二剂，才见春回旸谷。细揣此病，定有窠囊附于膈间，如贼寇依山傍险，结成巢穴，出没不常。窠囊之说，许叔微论之于前，喻嘉言详之于后。师古而非杜撰。前番势轻，病后只须治脾。此番势重，病后务须治肾。因仿肾气丸方法，令其上紧制服，并嘱水果不可沾唇，即菜蔬性寒之品，均不可食。讵意旁人少所见，多所怪，因见方内附子分两加重，咻为有毒，不可多服，致令药已奏功，反生疑畏。又将所立丸方，付未达不敢尝之例。无如病虽暂愈，其根犹在，交春萌动，一夕吐水半桶。夫水之为物，不盈科不行，积之日久，故复倾囊而出。不明窠囊之因，反诋温药之过。嗟呼！《周礼》冬至采毒药以供医事，凡攻疾之药，俱是有毒，不独附子为然。但有病病当，彼性攻寒不逮，何暇留连作毒。如兵者，毒物也。然剿贼必须用之。若无故用兵，则受其毒矣。倘用兵以剿贼，剿贼以安民，则不惟不见其毒，而反受其益，故第论用之当不当，不必问其毒不毒。苟用之不当，即无毒亦转为大毒，用之得当，即有毒亦化为无毒。仲圣伤寒方中，如四逆汤，回阳救急，生附俱用一枚，今时种附力薄，况经童便、甘草制透，其力更缓，方将虑其无毒以攻疾，何至虑其有毒以伤人乎？试思一月之中，附子服过斤许，设不对证，早已祸起萧墙，何以病后毫无喉痛口疮之恙，安得视为砒鸩，执迷不悟耶。果疑温药非是，盍请他医疗之。医来案称胃寒气痛，药用吴萸、丁香，杂以枳、朴、芦根、石斛，仆原素契，不忍缄口，复实告以证属寒凝，饮积且发，经数次吐多胃伤，岂特不可寒凉，即枳、朴消耗真气，亦属不合。此次病发，得以势轻，未始非仗从前温药回阳之力。观其吐后即渴，《金匮》饮证条中，以渴者为欲解也。愈期非遥，不药亦可。

但窠囊不除，终为后患耳。如言停药，数日即安，谕商善后之策，所云五气朝元丹，仆前原思及此，惟是此番疾作，寒象既已减轻，温药亦应稍损。纯阳刚愎。似可无需，矧窠囊之疾，非迅速可以荡扫。药性过悍，久防增气，且前仅用附子，众咸诋其有毒，今若再进硫黄，更骇听闻，莫若仍从外饮治脾，内饮治肾，不偏不倚，中正和平，禹之治水，行所无事，病去元气不伤，斯为尽善。再按治饮用温，固属无难，要知其病，虽由虚而成，非同全实，可以直行攻消。

然亦非同全虚，可以专行温补。酌予温药中少加开导，俾饮邪不至逗留，合乎温而和之之旨。考诸《金匮》云：心下有痰饮，胸胁支满，目眩，苓桂术甘汤主之。心下有支饮，小半夏加茯苓汤主之。原痰饮之作，不外脾胃阳虚，浊阴凝聚。而施治之法，亦不外燥土升阳，驱导饮邪。盖胃寒则痰生，胃暖则痰消，脾湿则饮留，脾燥则饮去。二方虽治支饮，然用之于诸饮，亦无不行。并考许叔微《本事方》，专用苍术一味，疗痰饮之澼囊。喻氏《寓意草》中，有华太夫人饵术方法，效验彰彰。圣域贤关，心心相印，外饮治脾，当如是也。《金匮》又云：短气有微饮，当从小便去之，苓桂术甘汤主之，肾气丸亦主之。盖治饮虽以升阳燥土为第一义，然从小便去之，尤为先务，苓桂术甘，亦导水利小便之剂也。设其人肾阳不充，则难胜任，故又主之以肾气丸，以桂附加入六味补肾药中，益火之原，蒸暖中焦之阳，使胃利于消，而脾快于运，则饮邪自无伏留之患矣。况方内苓、泽原有淡渗水邪之能，亦本温而和之之意，较他温补诸方，相去径庭。奈世无好桂，而种附力复浅薄，虽以枸、菟佐之，犹恐不逮。再假斑龙血肉，纯阳温煦奇经，以补玉堂关下之阙。方内减丹皮者，恐其清泻相火故也。内饮治肾，不亦宜乎。

安波按：可称尽善尽美。

【点评】程氏分析饮证从人身之三阳即膻中之阳，肾中之阳，膀胱之阳，谓其阳气振奋，阴霾之气自散，此时更需脾阳运化正常，中气不足，溲便为之变，故治疗上切记病痰饮者，当以温药和之，苓桂术甘汤主之，肾气丸亦主之。

许玉书翁大郎腹痛吐泻危证拯治之奇

玉翁大郎，童年曾患头昏，诸药不愈。予作肝风治，疏归芍地黄汤。金谓头昏是有风寒，童子不可轻服熟地。翁排众议，依方多服而瘳。次春又患腹痛，呕吐便泻，延诊，药用温中调气，两服未愈，家人着急，令更他医，日请数人。或以为虫，或以为血，或以为火，治总不验，淹缠旬余，痛甚不止，呕泻不停，寝食俱废。复邀诊视，脉细面青，呻吟疲惫。予思病势增剧，玉翁固虽相信，然旁议纷纷，难与着手，转荐同道余朗亭先生诊治。初投五苓散，续进真武汤，亦俱不应。玉翁坚嘱想法，予曰：非不欲为借筹，奈令郎病久，胃气必空，轻剂谅不济事，若背城借一，尊公爱孙如珍，见方骇然，焉肯与服。翁沉吟云：有一善策，今早友人谈及邻村有扶鸾治病者，家人欲往求方，予呵止之。祈拟一方，予持语家人云，是乩仙所开，自必信服。予曰：策固善矣，治法尚难。令郎之病，起初不过寒凝气滞，本无大害，因求速效，诸治庞杂，痛久伤气，吐多伤胃，泻多伤脾，故困顿若此。倘仍见病疗病，必至土败气脱，计惟扶阳益气，以拯其急。爰议附子理中汤，米水煎饮。气固胃安，庶堪保守。诘朝玉翁来舍，喜云：曩服他药，如水投石，昨服尊方，不但病减，并可啜粥。家人信为神丹，相烦往视，恳为加减。予曰：药已对证，勿轻易辙。今日照方仍服一剂，明日再为斟酌。次早往诊，病势大转，因其体素阴虚，方内除去附子，又服两日。更用参苓白术散，调理而痊。是役也，非玉翁平素信心，兼施权变，安能图成？志此以见医家临证，不特病情之难窥，而人情之难处尤甚也。

安波按：人情难处，近今为尤甚。杏翁处嘉道盛世之际，而不见光绪医生之吃苦乎。

今日之医，必须一剂知，二剂已之技，否则另商他人矣。可见人心不古，愈流愈下。

【点评】程氏感叹医家临证，不特病情之难窥，而人情之难处尤甚也。故今日之医，必须是一剂知，二剂已，否则另商他人矣。对于病家不能朝三暮四，日请数人，乃至杂药乱投，于病无益。

又次郎脾肾阳虚伏寒凝冱重用温补而瘳

玉翁次郎，形貌丰腴，向无疾病，丁亥季秋望后，陡作寒热，延予次儿光墀诊治。药投温解，其热即退。嗣后单寒不热，肢麻指凉，口吐冷涎，脐腹隐痛，便溏畏食。知系伏寒凝冱，方换姜附六君，附子初用八分，增至一钱，未见松动。邀予商酌，切脉迟细无力，望色面白舌润。予曰：此正仲圣所谓无热恶寒，发于阴也。前方不谬，尚恐病重药轻，附子加用二钱，更加吴萸、肉桂、砂仁、川椒。次日复诊，病状仿佛，思火为土母，阳虚生寒，温理脾阳不应，非补火生土不可。王冰所谓益火之原，以消阴翳也。仿生生子壮原汤加吴茱萸、葫芦巴、肉果、巴戟天，附子增至三钱，以为必效矣。诘朝脉证依然，玉翁问故。予曰：无他，药力未到耳。盖市中种附力薄，况经制透，其味更淡，可增四钱，再加鹿茸、枸、菟峻补真阳自可春回旸谷。依法服之，证仍如旧。翁侄召成兄私询予曰：舍弟之病，先生审属阴寒，第用如许热药，毫不见功，理殊不解。且附子大毒，今已服过数两，久而增加，可无患否？予曰：其他勿论，时下秋燥，此等纯阳之药，若不对证，一匕亦不能堪，况其多乎。夫攻病之药皆有毒，无毒之品不能攻病。凡伤寒中阴等证，非附子不能驱阴回阳，有病则病受之，何有余性，遗留作毒，即使有毒而生，不胜于无毒而死乎？仍守原方，附子加至五钱。维时旁议沸腾，幸玉翁信而不疑。予告之曰：此证确属沉寒痼冷，然煎剂温药止矣。再得硫黄丸佐之，庶有裨益。于是煎丸并进，渐见好机，热药稍减，参入熟地、河车、杜仲。予与墀儿日为诊视，两阅月始得全愈。共计服过附子一斤，硫黄丸二两，干姜六两，鹿茸一架，党参三斤，高丽人参共十余两，其他肉桂、吴萸、川椒等，不可胜计。予生平治阴证用温药，未有若斯之多，而效验亦无如此之迟也。

安波按：病家相信，医家放胆，所以为医一道，非易事也。

【点评】程氏辨证，精确谨慎用药，循序渐进，可谓胆大心细，用药非儿戏也。

鲍宅京翁仆人中寒暴脱救转之奇

宅翁令政，质亏恙久，是岁季春病剧，延诊，投以大补之剂，诸证渐减，六月初旬，病人夜卧受凉，微觉怯寒体痛，其时宅翁往淮，公郎辉远兄，遣仆相招。予至视毕，谓曰：此新感阴暑，但病躯不胜表散，暂进参附汤，得以邪从汗解。仍服本药，比用人参二钱，附子钱半，各煎和就，正待与服，恰病患睡去。少顷辉兄出，告曰：家母方才睡醒，身已有汗，体痛亦松，不甚怯寒，日内天暑，附子过温，或可不用，即服本药何如。予曰：质虚偶感，邪原无多，标证既除，自应治本。仍将旧方加减配药，其所和之参附汤，留贮盏内置方几上。时值正午，辉兄留餐，甫将举箸，忽仆人之妇，张皇奔入，泣云：伊夫病在重危，叩求拯救。予曰：尔夫早间迓我，随同归来，并未见有病状。妇云：陡然晕倒，不知所由。辉兄本家莆田翁偕往，果见神昏汗冷，肢厥脉伏，初为踌躇，继而猛省，笑顾莆翁曰：证固危殆，然有一大奇事，可望生机。翁惊问故。予曰：此证乃卒中阴寒，阳欲暴脱，而救脱必须人参，伊等焉能得此。况安危呼吸，急不可待，顷辉兄乃堂所煎之参附汤未服，人参虽贵重之物，但和有附子在内，他人无此病，断难服此药，不意盛纪突遘斯疾，适与此药吻合，岂非天造地设乎。令妇跟至辉兄宅中，予道其详，众咸称异。当将几上参附药盏付之持去，谕其稍温与服，再看动静。下午其妇来云：服药逾时，汗敛肢温，人事渐苏。复诊脉出神清，惟倦怠耳。方疏参芪建中汤，仍加附子，嘱向伊主人处乞高丽参四钱，分两剂服，更见起色。续增枸杞、山萸、当归、杜仲，服之而瘳。观此可见，人之死生有数，而一饮一啄，莫非前定矣。

安波按：证似中暑，以参附回阳，非大识见不可。

【点评】此案识其新感阴暑，原由质亏恙久，故以参附汤，得以邪从汗解，辨证精准，用药即效。

许绚之兄齿痛

绚兄质亏多病，予为调治，所用药剂，不外归脾汤、补元煎之属。一日遣使相促，至时薄暮，绚兄蜷卧榻上，起告予曰：早晨齿牙忽痛甚，不可耐，予至今不止，恐挟风热外因，故停前药。相烦诊视，暂解标邪，切脉沉细无力，见证形寒足冷，谓曰：此属虚寒，非关外感，不徒用补，更须从温。爰仿古方八味地黄汤，加骨碎补，一服痛已。

【点评】齿痛小恙，同样要辨清表里寒热虚实，方可药到病除。

鲍智原翁令孙痘后鬼肿溃久药投温补而愈

智翁令孙三岁，痘后左手曲池穴侧鬼肿，溃经年余，外科疗治，不能收口，逆予商之。

维时伊兄朗玉翁，及同事叶殿扬兄在座，二公俱知医理，予视毕告曰：毒生手足，固不害命，然溃久脓水流多，气血受伤，面黄肌瘦，神形疲倦，目无精采，天柱骨垂，一派大虚之象，最为可虑。溃口收否，无暇计也。朗翁云：证既属虚，虚则当补。予曰：不但用补，且须用温。智翁云：时下炎暑如蒸，过温恐其难受。予曰：医家治病，盛夏遇寒证，用热药，隆冬遇热证，用凉药。所谓舍时从证也。病若虚而不寒，单补亦可见功，今虚而兼寒，非温补莫能奏效。爰定人参养营汤，加附子、鹿茸、枸杞、杜仲，合乎《内经》"形不足者，温之以气，精不足者，补之以味"之义。二公见方称善。初服精神略转，再服颈骨不倾，守服数十剂，气血恢复，溃口亦敛，此证获痊。虽予之执理不阿，亦赖二公赞襄之力也。

【点评】此案可见程氏强调"舍时从证"的辨治经验。

吴尚时兄春温两感危证治愈附载
郑晋康兄令弟病同致殂之故并诲门人

尚兄体素清癯，夏月病温，延诊，金迈伦翁偕往。据述昨午先寒后热，头痛汗出，热灼不退，口渴心烦，夜不安卧，形倦莫支。就榻诊之，脉虚浮大而数，视舌无胎，抚如干版。予为之骇曰：此证乃春温两感，至危至急。仲圣云：发热而渴不恶寒者，为温病，发汗已身灼热者，名曰风温。《内经》云：冬伤于寒，春必病温。冬不藏精，春必病温。既伤于寒，又不藏精，同时病发，谓之两感。凡伤寒瘟疫，热盛舌干，亦须至一候之外始见。今病才一日，舌即干涸，足征肾水素亏。冬伤于寒，邪伏少阴，暗吸肾真，劫其家宝，故一见发热，津液无以上供，舌即干矣。《热论篇》云：伤寒一日，巨阳与少阴俱病，则头痛口干而烦满，断为两感，不可救药。比类而推，殊难着手。爰用熟地一两，当归三钱，料豆五钱，玉竹五钱，甘草一钱。疏方讫，告迈翁曰：予生平治少阴，先溃于里，太阳复感于表，伤寒春温两感危殆之候，初起悉宗景岳新方，理阴托邪，往往获效，无如此证津液既涸，再投姜附，则阴立亡。故但师其意，以广期前辈风温汤佐之。虽一时之权宜，亦经营之惨淡耳。迈翁曰：善。

遂服其药，热减神安，舌稍转润，再加沙参、麦冬、女贞、石斛，更进复脉、左归渐次而愈。

安波按：形倦句不妥，盖外感一病，人人皆倦。

郑晋康兄，侨居潜口，设帐汪宅，予因其居停延诊。晤间云：舍弟抱恙，便托一看。予问：恙经几日矣？曰：昨日起病，发热至今未退。予曰：此感证也。汪宅去伊家不数武，即与偕行。

途次谈及时下患感证者颇多，须验其舌。若初起舌苔腻厚，则受邪深重，缠绵难愈。既至其室，病者出房就诊，令其伸舌，干涸无苔，形如镜面。予曰：殆矣。晋兄惊问所以，予曰：适言感证轻重，须验舌苔厚薄，不意令弟舌毫无苔，光明如镜，初病见之，甚非佳兆。晋兄云：子言感证苔薄病轻，今舌无苔，反以为殆，此曷故耶？因将曩视吴尚时兄病情向说，即照所用治法，疏方付之。并告之曰：服药应效则吉，否则难救。渠以予言为过，另更他医，日甚一日。挨至六朝，势已沉笃，予言果验。欲复相招，恐予不至，乃札托家芄生兄劝驾。予曰：非不肯往，奈彼病本重，即服予药，亦难必效，况复稽迟，《内经》论两感之危，在于六日，今已届期，卢扁再世，亦无能为。兄曰：固难如此，但渠昆仲与吾交契，今急而相求，且屈一行，以全吾之友谊耳。勉为呼舆。将及门，其疾已革。

安波按：两证舌俱无苔，外感固属阴候，但亦须问其平日舌苔无苔否。倘若体质如是，不在此例也。

门人问曰：叔和《序例》云，寒毒藏于肌肤，思肌肤浅近，岂容邪栖数月，而病始发与。答曰：喻氏云，寒邪由肌肤而入，辛苦之人，邪藏肌肤则有之。苦膏粱之辈，冬不藏精者，其寒邪且有藏于骨髓者矣。程扶生云：藏于肌肤，当云藏于骨髓。周禹载云：逆冬气则少阴不藏，不藏，寒邪得而入之，伤于肌肤，伏于骨髓。合三条而观之，谓伤于肌肤则可，谓藏于肌肤则不可。又问曰：《序例》又云，至春变为温病。喻氏谓"变"字下得怪诞骇人，周禹载言"变"字大妙，未审孰是。答曰：《内经》论伏气为病，如冬伤于寒，春必病温，春伤于风，夏生飧泄，夏伤于暑，秋必痎疟，秋伤于湿，冬生咳嗽等条，未言变也。又如夏暑汗不出者，秋成风疟，亦未言变也。其有称变者，如高粱之变，足生大疔，逆春气则少阳不生，肝气内变，逆之则伤肝，夏为寒变等条，乃谓病之由此变。彼如实证变虚，热证变寒之类，始可言变。若春温则本冬伤于寒，至春病作，流异源同，似未可言变也。《经》又云：秋阳伤于湿，上逆而咳，发为痿厥，曷不一宗经旨，曰至春发为温病，岂不龃乎？又问曰：《经》云冬不藏精，春必病温。然则室女童男，旷夫嫠妇，皆无温病乎？答曰：经语浑融，在人之意会耳。盖冬不藏精一语，亦指天时，非专指人事也。试观天明则日月不明之句，义可见矣。夫一日之中，早明而夜晦者，即藏精也。一岁之中，春生而冬藏者，亦藏精也。使入夜不晦，入冬不藏，人物能无夭札疵疠乎？轩岐于此分定两例，曰：冬伤于寒，春必病温，冬不藏精，春必病温。但寒乃冬令之正气，人知畏避，受病尚少，冬阳开泄，天暖而雷，乃为淫气，受病殊多。此虽予之臆说，然揆其理，似当不谬。又问曰：刘松峰谓《内经》冬伤于寒，春必病温，《云笈七签》改作冬伤于汗，盖言冬时过暖，以致汗出，来春必病温，冬日严寒，来春并无瘟疫，以其应寒而寒，得时令之正故耳。以汗易寒可乎？答曰：此创论也，似亦近理。但《内经》格言，岂容率改耶。

【点评】此案可看出程氏治春温两感证很重视阴津，留得一分津液，便有一分生机，而诊察时，注意舌象，舌干涸示肾水耗竭，予以急救，投理阴托邪而病势转安。冬伤于寒和冬不藏精，均须以人的正气的盛衰来看，结合四时节气对人的影响，认识方可比较全面。

家芄生兄怔忡治法

芄兄恙抱怔忡，久而不愈，每发心旌摇摇，头晕神倦，辗转不安。

予诊之曰：此烦劳郁伤，心脾肝三经病也。方定黑归脾汤，去木香，加白芍、柴胡，合逍遥散，间参以麦冬、五味、柏子仁、丹参、牡蛎之属。疾发虽轻，然犹未断，芃兄忧之。予曰：神者伸也，人之神好伸而恶郁，郁则伤神。孔圣二论，首揭说乐，佛家《般若经》，首称自在。庄生著《南华》，首标逍遥游。情志中病，未可全凭药力，务须屏烦颐养，方能除根。如言闲散半载，服煎药两百剂，至今疾不复发。

安波按：郁则伤神一句，妙极。盖心有悒郁，则事事肘掣。虽有乐境当前，变为畏途。

【点评】草木无情，关键是屏烦颐养，方能除根。

汪靖臣兄乃郎冒暑泻甚欲脱函挽元气一法

靖兄乃郎，年甫四龄，禀质向亏，夏冒暑邪，发热便泻。幼科金用清散消导之品，服至匝旬，热泻如故，形疲气馁，食入作呕。医称邪滞未净，仍用前药，乃至食粥泻粥，饮药泻药。更医以为脾虚，投六君子汤不应，始来迓予。儿卧几上，阖目无神，脉细如丝。予曰：胃气告竭，慢惊欲来，不可为矣。靖兄曰：固知病久属虚，然昨服六君补药，亦无灵效何也。

予曰：病有倒悬之危，一缕千钧，焉能有济。考古人制六君子汤，原为平时调养脾胃而设，非为救急拯危而设也。且阅方内并无人参，仅用钱许党参，数分白术，而市中种术味苦性烈，与苍术等，不能补脾而反燥脾。复有二陈消之，茯苓利之，欲求拨乱反正之功，真蚍蜉之撼大树矣。靖兄曰：然则治当如何？予曰：非真人参不可。盖参者参也，与元气为参赞也。

鱼一刻无水即死，人一刻无气即亡，儿质本薄，泻久气伤，加以医药重戕胃气，《经》云：食入则胃实而肠虚，食下则肠实而胃虚。

今肠胃通为一家，幽门阑门洞开不固，饮食入胃，不使少留，即从肠出。仓廪之官，废弛厥职，此诚危急存亡之秋，惟仗参力，急固其气，气不夺则命不倾。然须独用，始克见功，古有独参汤可法也。靖兄闻言大悦，即恳立方。专用人参二钱，令分两次，米水煎服，热退泻稀，次日照方再进，便泻全止，啜粥不呕，更制八仙糕与服而痊。

【点评】无形之气宜应急固，方能防脱；鱼一刻无水即死，人一刻无气即亡，仗其参力挽回。

又幼女外感咳嗽误药酿成肺痹急证

歙俗信神，无知之徒，将神庙签诗，混编药名，乡愚患病，辄往求之，呼为神药，贻害甚多。靖兄外贸，幼女在襁褓中，时值冬寒，感冒外邪，发热咳嗽。其妻误听人言，往求神签。

药用贝母三钱，女流不谙药性，即市煎灌，咳嗽顿止，以为神验。少顷忽痰涌气促，头仰胸高，彻夜搅扰。次早迓予，视其儿身热肢冷，口张鼻扇，啼声如鸦，乃姑告其所以。予曰：此肺痹大证，危期甚速。夫肺主皮毛，皮毛受邪，肺气闭塞，因而发热咳嗽，不为疏解，反投寒敛之品，且单味重用，为害更烈。《经》云：风寒客于人，使人毫毛毕直，皮肤闭而为热，病入舍于肺，名曰肺痹。孩提弱质，焉能堪乎？辞不举方。友人谭萃升翁，代恳试施一匕，以图侥幸。予思病既濒危，药非精锐，料难应效。方用麻黄、桂枝、杏仁、桔梗、橘红、半夏、姜汁，并嘱服药竖抱，旋走，勿令卧倒。如此一昼夜，始得咳嗽出声，痰喘略定。知其痹象稍宽，但病势过重，药虽见效，未便骤松，麻黄昨用三分，令其减半，余照原制，再进一剂，汗出肤润，热退喘平。更用六安煎，加桔梗，卧稳嗽稀。予曰：痹开病去，大局无虞。古云小儿勿多服药，盖儿质薄弱，脏腑娇嫩，药多恐伤真气，今可停药，乳哺调之，自然恢复。果如予言，识此为乡愚信求神药者戒。

安波按：神药贻害，不可胜道。余见病伤寒服签内人乳毙者两人，可不戒哉？

【点评】对于病情辨识得当，处方用药得当，病去停药得当，非程氏之功夫老到不能为。

黄曙堂翁乃郎头痛忽变痉厥续见数证皆不治

头痛久而不愈，名曰头风。头风多害眼，方书固已言之矣。尚有一种突变，神迷肢掣，不可救治之证，前贤未经道及。曾见曙翁乃郎，年约十岁，头痛时发，予因他事过其家，见儿号泣，询之，翁告之故。出方药皆辛散之属。予曰：此由先天不足，木失水涵，风阳上冒，辛散不宜。翁求方，疏归芍地黄汤付之。翁惑旁言，遂置不服，仍请原医看视，以为前药尚轻，更增细辛、藁本，一夕痛剧而厥，手足瘈疭，急来延予。予曰：肝风动矣，不可为也。翁恳拯援，勉用熟地、党参、麦冬、阿胶、炙甘草、麻仁、枣肉、茯神、白芍，合复脉汤，参入牡蛎、龟板仿诸水介潜之法，不验辞之。更医无功，迁延数日而殁。续见仇姓稚子及方氏女，证同皆不治。推详病机，证属头痛巅疾，下虚上实，治当上病下取。医昧病原，恣行辛散，以致变幻，其理显然。凡诸痛厥可治者尚多，惟此证一经神迷，即莫能救，此其故岂所谓甚则入肾，内夺而厥，则为喑痱者与。初集载有郑氏妇一证，予虽为治愈，然亦幸也。

安波按：肝风肝厥，发逆以后，此风盛行。大抵感乎日久人情矫柔造作所致，何则，当发逆炽张时，人且谋食疗生之不暇，岂有怒发冲冠之患乎。

【点评】此案是误治，本已不宜用辛散药，乃木失水涵之证，当应上病下取。是属肝风动，不可为也，终致不治。

家秀翘兄肝郁痛伤胃气详论病机治法

秀兄年逾五旬，向在维扬贸易，患病数月，诊治多人，愈疗愈剧。因买舟载归。望其形容枯槁，行动艰难，诊脉弦劲欠柔。询其病原，据述旧冬少腹痛起，渐次痛连中脘，时作呕恶，彼时纳谷虽减，尚餐烂饭一盂，交春病势日增，即啜稀糜亦吐，形羸肉脱，便秘皮枯，药饵遍尝，毫无一效。迩来更加恶闻药气，入口即吐，君将何以教之？予曰：医之审病，如吏之审案，审案必得其情，审病须明其理。推详脉证，其病机已了然心目矣。按弦为肝脉，诸痛属肝，厥阴之脉，循少腹，究缘平日情怀不适，木郁失条，少腹因而致痛。然肝为将军之官，脏刚性急，医投辛香温燥，希图止痛，肝阴被劫，怒木益横，冲胃为呕，此肝为受病之原，胃为传病之所。医多药杂，胃气益伤。夫胃为水谷之海，气血俱多之经，既不安谷，气血从何生化？肤无血润则枯槁，肠无血润则干燥。阳气结于上，阴液衰于下，欲走噎途，岂区区草木所能回枯转泽耶。《经》云：诸涩枯涸，干劲皴揭，皆属于燥。燥者濡之，治法固无难也。无如濡润之品，恒多凝滞。现今胃气空虚，呕吐恶闻药气，焉能强进？考古人治血气两伤之候，先当益气，气为血之帅也。但益气药品殊多，首推人参者，以其能回元气于无何有之乡也。再考东垣云：胃中虚热，谷气久虚，而为呕吐者，但得五谷之阴以和之，则呕吐自止，不必用药。谨择参米饮一方，气味冲和，谅当合辙。于是每日用人参二钱，陈米水煎，果受不吐，服至匝旬，餐加色转，再合参乳汤，守服两月，便濡肤泽而起。如此大证，只此二方，并未别参他味，药简功专信矣。

安波按：病久属虚，故人参能受，不然肝无补法之旨，竟置于无矣。

【点评】常言道得谷者昌，失谷者亡。久病尤须安其胃气。胃为水谷之海，气血生化之源，当宜调胃益气，静养缓图而取效。

别驾菽田何公仆妇子痫

吾郡别驾何公，续迁甘肃，眷属仍居郡城。宅中一仆妇，重身九月，偶患头痛，医作外感治，其痛益甚，呕吐汗淋。至二更时，忽神迷肢掣，目吊口噤，乍作乍止。何公少君六吉兄，当晚遣力相召，晓造其宅，六兄告以病危之故，入视搐搦形状，诊脉虚弦劲急，谓曰：此子痫证也。势虽危险，幸在初起，当不殒命。六兄曰：昨夕仓皇，恐驾到迟，故近邀女科一看，亦言证属子痫。然服药不效奈何？出方阅之，羚羊角散也。予曰：此乃古方，原属不谬，不知子痫疾作之由。因子在母腹，阴虚火炽，经脉空疏，精不养神，柔不养筋，而如厥如痫，神魂失守，手足抽掣。其病初头痛者，即内风欲动之征也。医家误作外风，浪投疏散，致变若此。至羚羊角散，方内惟羚角入肝舒筋，当归、枣仁补肝益血，茯神安神，甘草缓急，与证相符，其余防、独、木香、杏仁俱耗真气，苡仁下胎，多不合宜，岂可以为古人成方，漫不加察耶。于是仍以本方除去防、独等味，参入熟地、沙参、麦冬、阿胶、芝麻养阴濡液，少佐钩藤、桑寄生平肝熄风。头煎服后，其搐渐平，随服二煎，搐定头痛亦减。

六兄喜甚，予曰：病来势暴，今虽暂熄，犹恐复萌。嘱再市药一剂，尽今晚服尽，搐不再作，方许无虞。次日复诊，痛搐俱止，神清脉静，纳食不呕。方除钩藤、寄生，加白芍、玉竹、女贞、石斛，逾月分娩，母子俱得无恙。

安波按：论证一端，总在灵机活泼，随症变化，不可效尾生之见，至死不悟也。

【点评】从此案中，可见程氏辨头痛之精细，从诊脉虚弦劲急，可知作外感治不当也，而投羚羊角散宜加减也，添养阴濡液之品，使病入坦途也。医贵变通，不能拘执成方。

鲍觉生宫詹病发三次不能复起

宫詹前于乾隆丁未冬，自毗陵抱疾归，证类噎膈，已濒于危，予为治之而愈。嘉庆乙丑，宫詹视学中州，病发召诊，又为治愈。案载初集及辑录中。道光乙酉秋，宫詹在都，前疾又作，初时尚轻，来书语状，予辄忧之。虑其年逾花甲，血气既衰，非前此少壮可比。末又云：幸得请假南归，便图就诊。深为之喜。及至腊底，伊宅报中详述病情，较前两次发时更剧，体惫不支，势甚危笃。令侄子硕兄，亟欲邀予入都诊治，予虽老迈，谊不容辞。适迫岁暮，冰雪严凝，水陆舟车，都难进发，道阻且长，恐其病不及待，子硕兄踌躇无策，再四相商，只得酌拟一方，专足送去，冀幸得效如前，即可回籍调治。另函致意，劝令速归。回书云：手翰再颁，感沦肌髓，妙剂服之，不似昔年之应手，盖衰惫日久之故。欲归不得，进退维谷，负我良友，何以为人。弟之心绪，不可名状，永别之戚，惨剧难言。然奄忽而徂，胜于痴狂而活也。专泐敬谢，不能多写，亦不知结草何时，南望故乡，惟有怅结。未几遂卒。

悲夫：宫詹自订年谱未竟，令弟时任乾州，续成之，谱末有云兄病中尝语人曰：吾生平患此疾，及今而三矣。丁未乙丑，皆濒于危，皆赖程杏轩治之而愈，今无杏轩，吾病殆不可为矣。予阅及此，不禁泫然。

安波按：臌膈等症，较瘫痨尤险，大约仓扁复生，亦无如之何矣。

【点评】噎膈乃中医谓四大重证之一。程氏已经两次经治而愈，而此次发作，较前更剧，患者自知势甚危笃，仍感恩杏轩。而程氏竭尽全力，已仁心仁术也。

黄就唐表兄脘痛呕吐危证治验

就兄体素虚寒，向患腹痛，服温药相安。年来痛移上脘，气逆呕吐，饮食渐减。丁亥之秋，病发益剧，食全不纳，自服理中、六君之属，温理脾阳未应，形羸气怯，卧床不起，遣价迎予。诊脉胃少弦多，望色青白不泽，自以为殆。予曰：无妨，治未中肯耳。尊体平素虚寒，原宜温理，据兹脉证，由于心境欠舒，木郁不达，厥阴干犯阳明，肝气逆横，胃降失职。仲圣云：厥阴为病，气上冲心，心中热疼，饥不欲食。夫肝为将军之官，脏刚性急，脾胃虽俱属土，然须分别治之，不容笼统而论。叶香岩谓：胃司受纳，脾主运化，脾宜升则健，胃宜降则和，太阴湿土，得阳始运，阳明燥土，得阴自安数语，实发前人之所未发。观其食入即呕，足见其病在胃而不在脾。理中、六君，皆是脾药，不能治胃，今胃空若谷，必须参力扶持，始克有济。寒士购参不易，姑思其次，以高丽参代之，乃于六君子汤中，除术、甘之守，加入川椒、乌梅、干姜、木瓜、白芍，另用陈仓米水煎服。药则辛酸并投，法合制肝安胃。予辞归。

越日就兄专札来云：妙方连服两剂，痛缓呕止，稍能安谷，颇见效灵，深为感佩。尚祈加减，照原法略为出入，守服而痊。次春相晤郡城饶君扬翁宅中，丰采倍胜于前。

安波按：此亦病久胃虚，故丽参能受。然必须参入梅、椒、瓜等，仿安胃丸，以辛散、酸收、甘缓三法并济也。

【点评】程氏于此案用制肝安胃，用乌梅、木瓜等，辛酸并用，深得叶桂于《临证指南医案》中治脾胃病之旨。

燕云亭司马伏暑感证

戊子夏，徽郡蛟水暴涨，横流泛滥，田庐人畜，到处被湮，歙休尤甚。公奉委往勘，暑湿烦蒸，感伏膜原，交秋疾作，始而寒热似疟，继则单热不寒。吾宗思敏翁为治两旬，大热已退，日晡微潮，拟属邪去正亏，转为养阴和胃。越日寒热又作，以为感复，辅正驱邪，病状如故，神形益疲。度其恙久，阴阳两虚，连投补剂，寒热总不能止，嘱邀予商。予进署时，公寒热正发，卧榻呻吟，诊毕思翁适至，谓予曰：燕公祖之恙，吾看多次，愈而反复，烦子酌之。予曰：顷诊脉象数犹带弦，热时口犹作渴，是属秋时晚发，感证似疟之候。大局无妨，但恙久正气固虚，余波似仍未净。过补恐其腻邪，过清虑其伤正，酌以辅正剂中，微寓和解之意，邪退而正不伤，斯为美也。思翁称善，遂令疏方。药用首乌、人参、当归、茯苓、甘草、稽豆衣、扁豆壳、陈皮、半夏、糯稻根须，引加鲜姜、红枣，另以井河水各半煎。露一宿，明早温服，后旦再议。届期复召，询其家人云：昨服药后，寒热未来，夜眠安稳。入室公起坐就诊，笑曰：疟魔已被君驱去矣。复与思翁斟酌加减，不旬日而痊。公善画山水，有倪迂风，惜墨如金，求之不得，病痊后，亲绘一箑赠予，并序其事。

【点评】伏暑，又名晚发。邪伏于内，多由新邪诱发，正气已虚，故透清和解中，必参扶正之品，方能驱尽余邪。

饶君扬翁公郎风温证治原委

道光戊子冬，郡城饶君扬翁公郎厚卿兄病，初起寒热头痛咳嗽，服辛散药一剂，次日单热不寒，口渴烦躁，嗽痰带血，下午突作昏晕。当晚折简逆予，黎明至郡，见其面目俱赤，舌黄耳聋，呛咳胁痛，汗出而热不衰，诊脉洪大数疾。谓君翁曰：公郎之恙，乃风温犯肺，邪在上焦，速为清解，免致蔓延中下。辛散之品，不宜用也。方用料豆、甘草、桑叶、蒌皮、杏仁、桔梗、牛蒡子、贝母、梨皮之属。诘朝复召，问知夜来热甚烦谵，咳血甚多，望其面目仍赤，诊毕昏晕又作，额汗淋漓。翁甚彷徨，适黄就唐表兄至，予告之曰：此证确属风温为病，但质亏病重，虑难支撑。昨方力薄，故不应效。就兄曰：鄙见亦然，不识当如何用药。

予曰：噫！难言。考风温名载仲景《伤寒论》中，但只言脉证及误治之变，并未出方。叔和以下，亦皆无治法，惟朱奉议创立六方，可谓登坛树帜。然既言不可发汗，何葳蕤汤中又用麻黄、羌活等药耶？宋元迄今，名贤代出，所论风温证治，未有一言折衷，可为法守者。惟近时休邑汪广朝先生，所立风温汤一方，只葳蕤、料豆、甘草三味，药简功专，颇有深意。

予治此证，每宗此方范围而扩充之，往往获验。就兄以为然，于是照方加入沙参、生地、丹皮、地骨皮、知母、贝母、黄芩，引用芦根、梨汁、白蜜，服之大效。诊视数次，热势渐退，苦寒渐减，转手养阴润肺，调理两月，幸得保全。是役也，使非君翁信而不疑，就兄推诚赞助，未见其有成功也。予常语人曰：凡起一大证，务须病家能笃信，医者有主持，旁人不妄议，三者失一，不可为矣。

【点评】入冬而受温邪，入里化热，邪热内炽，气分热甚，清热养阴，凉血润肺，方能取效。

饶厚卿兄幼女因热生风之证治愈并明其理

厚兄病愈，其女三岁，发热目赤，医谓证属因风生热，投以羌活、荆、防，目肿如李，眵流如脓，热甚搐搦。尊公君扬翁，嘱予治之。予曰：此因热生风证也，非清不可。方用生地、丹皮、山栀、生甘草、菊花、桑叶、石决明、羚羊角，服之热退搐定，目肿亦消。君翁疑而问曰：小孙女之病，医云因风生热，子云因热生风，同一风耳。风则当散，何服散剂而病反增，服清剂而病旋愈？此曷故也？予曰：风热二字，不可概言，须知内外标本之别。因风生热者，乃外入之风，风胜则热遏，散其风，而热自解，所谓火郁发之。此风为本，热为标也。因热生风者，乃内出之风，热胜则风，旋清其热，而风自熄，所谓热者寒之，此热为本，风为标也。医家因风热二字，义未解明，模棱施治，是以多误。翁喟然曰：医患不明理，理明则治病视诸掌矣。

安波按：卓论也。

【点评】此案是程氏分因风生热和因热生风之不同，详述其理，理不同，法亦异，用药更不相同。

又仆人肝风用药大意

君翁盛纪，年将二旬。暮春之初，始觉头筋抽痛，旋见口眼歪斜，肢凉脉细。以为风寒外感，药投温散，其病益剧，肢瘈头昏，心悸汗浆，君翁令昇至舍，嘱为诊治。按：诸风眩掉，皆属于肝。春深时强木长，水不涵木，阳化内风，乘虚绕络。凡治风须分内外，外入之风则可散，内出之风，散之益助其升腾鼓动之势。现下左肢痿疚，防变痉厥神迷。议以滋水涵木，和阳熄风。方用炙甘草、黑参、熟地、麦冬、阿胶、芝麻、茯神、枣仁、五味子、牡蛎、小麦、南枣，初服四剂，势已减轻，更加白芍、当归、葳蕤服至廿剂，病瘥。虚犹未复，令制丸药，数阅月，始得元复如初。

【点评】治风不分内外，不然，其病益剧。程氏辨证准确，用药辄效。

许兑岩兄尊堂久痢治验

兑兄尊堂，年将及耋，本质阴虚，时常头昏，口干耳鸣，心悸，药服滋补相安。秋初患痢，后成休息，延至次春，昼夜或十余行、七八行之不等，每便腹痛后重，粪带鲜红，间见白垢，形疲食少。医治无效，召诊脉如平时，予曰：体素阴亏，原宜滋养，但痢久脾虚肠滑，滋药又非所宜。方仿异功散，加首乌、白芍、山药、扁豆、莲肉、老米，剂内俱用人参，数服痢仍不止。复诊告兑兄曰：令堂证属休息痢疾，病根在大肠曲折之处，诸药力不能到，即服人参，亦皆无益。兑兄云：然则奈何？予曰：非鸦胆子莫能奏效。特此物《本草》未收，他书亦鲜论及，惟《幼幼集成》载其功能，名为至圣丹。予用治此证，颇多获验。检书与阅，兑兄云：据书所言，并先生经验，自必不谬，第恐此药性猛，家慈年迈难胜耳。予曰：所虑固是。但每用只三十粒，去壳取仁，不过二三分，且有桂圆肉包裹，兼服补剂，扶持正气，断乎无伤。盖非此莫达病所，病不能除，正反伤矣。如法制服，三日全瘥。是秋其疾复作，家菡洲兄为治，多日未瘥，复邀同议。予曰：上春曾投鸦胆子见功，何不再用？兑兄仍以高年质虚为忧，予曰：有病当之不害，亦三服而愈。兑兄虑疾复萌，商用此味，研入调养丸药内，冀刈病根。予曰：善后之图固妙，然研末入丸，似不合法，更与菡兄斟酌，仍照原制，每以五粒与丸药和吞，服之两月，至今三年，其病不发，可见此药之功效如神。

安波按：久年肠红亦效，可见医贵圆通也。

【点评】程氏用《幼幼集成》所载鸦胆子治痢的经验，且用桂圆肉包裹，考虑非常周到。

许月邻翁令爱齿衄

月翁令爱患齿衄，药服生地、丹皮、赤芍、连翘、石膏、升麻之属，衄反甚。予于方内除升麻加犀角，一服即止。翁问曰：古人治血证，用犀角地黄汤云，无犀角代以升麻。盖升麻能引诸药入阳明也，今服之不效，岂古方不足信与。予曰：朱二允有言：升麻性升，犀角性降，用犀角止血，乃借其下降之气，清心肝之火，使血下行归经耳。倘误用升麻，血随气升，不愈涌出不止乎。古方未可尽泥也。翁又问入阳明清胃热，药品尚多，惟犀角与齿衄相宜者，得无齿属上部，角长于头，本乎天者亲上之义耶？予曰：不宁惟是，人之上齿属足阳明，《礼》云戴角者，无上齿。阳明之血脉，上贯于角，齿衄用之辄应者，职是故也。

安波按：医工古方而不知更变，犹一匠人拆旧料起翻房地基，虽合而斗笋钩角，总须刀锯也。

【点评】现在犀角已不能用，可代以紫草。

族弟羲宷血涌欲脱

予侨居岩镇，距祖居之东溪几五十里。丁亥春，族弟羲宷证患吐血，近延予弟春圃门生咏堂酌治，血涌不止，势欲晕脱。专价星夜逆予。至见病者仰靠于床，气息奄奄，自云脐下热气上冲，血即涌出。切脉虚大不敛，顾谓弟与生曰：此水火失济之候也。《经》云水为阴，火为阳，夫人身之阴阳相抱而不脱，是以百年有常，故阳欲上脱，阴下吸之，不能脱也。今阳但上越，阴不下吸，恐蹈危机，所服皆滋纳之品，药病相当，其所以不验者，病重药轻故耳。方定大剂两仪煎，合生脉散，更加龟板、怀牛膝、白芍、茯苓、山药、童便、阿胶之属，服后血虽不涌，脉犹未敛。予曰：慎之，防复吐。上午因亲属问病，应答烦劳，血又上涌，神思飘荡，几欲脱去，忙照原方熟地由一两增至二两，再加磁石，吸引肾气归原。另煮团鱼汤煎药。盖治真阳之飞越，不以鼋鳖之类引之，下伏不能也。如言饮药，血旋止。日晡又因家人嘈杂，血复溢出，虽不若前之甚，亦觉难支。思血属阴喜静，动则阳化，故越出上窍，令其闭户屏烦。如此两昼夜，始得脉敛神安，血止不吐。仍守前法调治，月余而瘳。

安波按：方论并妙。

【点评】程氏于案中，强调"阳但上越，阴不下吸"，故选用"大剂两仪煎合生脉散"并加味取效，思路活泼，实可效法。

何少君令政传尸虫异附载历见诸证并详治法

何别驾少君六吉兄，召视令政病。诊之曰：此瘵证也。危期甚速，可勿药。忆别驾公如君，前亦患此疾而殁。因谓六兄曰：令政病状，显属传尸。此证五内有虫，人将殁，虫先出，迭相传染，为害最烈，慎防之。六兄曰：吾亦疑及此。据内子云：家庶母病笃时，伊坐榻旁，见帐中一物飞出，攒入伊鼻，自此得病。予曰：是矣。六兄求杜患之策。令研獭肝末，每人日服钱许，思虫由鼻入，当以法御之。嘱捻纸球外裹雄黄，入病患房，以此塞鼻，倘见虫出，即钳置火中炼之。一夕六兄入房，突有物飞集于头，似觉蜿蜒多足，惊拨堕地而没。秉烛四照，瞥见其物潜伏几下，蠢蠢然。急呼家人持钳夹住，视形如蝶，翅翼生毛，毛色杂花，投诸火唧唧如鼠声。六兄有妹，时又病剧，越日令政逝。有邻媪来慰，顺至伊妹房中问疾，归家脱衣，陡见一虫缀其裾，媪亦如法炼毙。伊妹殂后，患遂绝。

囊见方理丰翁宅中，始而妻死于是，继而媳死于是，后弟媳又死于是。一岁之中，同病而死者三人。次春皆续弦，未几长子死焉。翁娶继室，质伟体坚，自以为无患，不数月而病矣。

其前妻之女，年已及笄，侍继母汤药，忽见病患鼻内有物，蠕蠕而出，心异之。其物飞扑女面，倏不见，继室殂。女疾作，未百日亦殒。一岁之中，又同病而死者三人。传尸之祸，可胜言哉！

又许玉生翁，有女四人，先是二三两女，俱患此证，相继而夭。居无何，四女又病。予谓之曰：此证有虫传染，三传乃灵，符药莫制，宜设法以杜后患。翁因将长女远送戚家，病女移于后院，家人日服獭肝，女殁患幸泯。但三病临危，俱未睹有虫出，或能变化，而人莫之见欤。

愚按：传尸乃虚劳中另自一种，虚劳无虫，传尸有虫，虚劳不传染，传尸传染。但此病与虚劳形状仿佛，卒难认识，而治之之法，诸说不同，务将证治辨明，则临病庶有主持，亦医家之不可不讲也。请先以证言之。稽求古训，如苏游之说，道藏之言，不为不详。然后人谓其类于不经，流于妄诞，似难取信。夫传尸之异在于虫，但其虫须俟人之疾笃而后见，不比别病之虫，可先从吐从便而见也。紫庭方用乳香熏病患手背，有毛出者，为传尸，法虽未试，然恐不验。又烧安息香烟，令病患吸之，嗽不止者为传尸，不嗽者非也。此说亦不足凭。凡虚劳多嗽，嗽最畏烟，断无吸之不嗽之理。惟喻氏谓狐惑声哑嗄。劳瘵亦声哑嗄，是则声哑者，气管为虫所蚀明矣。斯言可为此证之一验。愚于此更有一得焉，如一家之中，先有患虚劳而殁，未几又一人所患证同，不问前病之见虫有无，后病之声哑与否，即可断为传尸。盖寻常虚劳不传染也。至于治法，《肘后》有獭肝散，治冷劳鬼疰，一门相染，《青囊》有取虫用啄木鸟法，喻氏又谓虚劳热久，蒸其所瘀之血，化而为虫，遂成传尸。瘵证獭肝散，非不可以杀虫，而未可以行血去瘀。仲景所制大黄䗪虫丸，及授陈大夫之百劳丸，驱旧生新，诚有一无二之圣法。愚考二方，《金匮》原文，只言治五劳七伤，内有干血，并未云治传尸。喻氏从《金匮》叙虚劳于血痹之下悟入，以为血痹则瘀，瘀则生虫，非具过人之识，不能若是。然则䗪虫丸、百劳丸可涤虫之原，獭肝散、青囊药可除虫之害。证有辨之之法，虫有治之之方。传尸之候，或有可生，然须及早图之。若待其势已成，噬脐何及。

安波按：喻氏瘀化为虫，实阐前人之秘。

【点评】案中证治甚详，后人亦多阐述，但最重要的还是"及早图之，若待其势已成，噬脐何及"，为治未病之意。

汪绍由翁尊堂脱证救苏

戊子之春，予由旌邑至孙村汪生德辉家，伊族绍由翁尊堂病剧延诊，比至，已治木矣。

入见病者色白如盐，切脉弦劲少胃。予曰：此脱证也，何以至此？翁述病原云：家慈年近古稀，体虚多忧，向患气痛，服辛香之品稍快。旧夏病目，眼科疗治，其目已盲。今春又因痰嗽，药如二陈、枳、桔、杏仁、苏子，服经多日，前夕忽心慌晕汗，至今不止。畏食懒言。出所服诸方，予阅之曰：病伤犹可治，药伤最难医。今脱机甚速，驷马追之，尚恐不及，奈何？翁恳举方，商以两仪煎合生脉散，每剂拟用人参三钱，熟地八钱。翁云：家慈因患气痛，补剂向不敢尝，分两过重，虑其不受，请小试之如何？予曰：亦可。但大厦摇摇，一木恐难支耳。

姑用人参一钱，熟地三钱，麦冬一钱五分，五味子五分。予下榻汪生宅中。次早翁郎岷山兄来云：家祖母昨夕服妙药后，安睡片时，汗敛晕定，略啜稀粥，稍能言语，幸已获效，乞求复诊。予曰：子归先煎人参二钱，熟地五钱备用。往察脉证颇有起色，仍守原方，续仿千金复脉汤以救阴液，再加茯神、归、芍、牡蛎、女贞、石斛，柔肝养胃，渐次而瘥。

【点评】此案最醒目之句为：病伤犹可治，药伤最难医。

汪商彝翁夫人风寒袭络之证

商翁夫人，本质虚寒，常多疾病。旧春曾为诊治，药投温补有效。今春因乃郎心疾，昼夜看守辛劳，风寒之邪，乘虚袭络，比时不觉，渐致颈脊酸痛，喜暖畏寒，欲人揉打，纠缠两月。医用羌、独、防风以驱风，香砂、陈皮以理气，屡服不应。季夏，予至孙村，延诊。谓曰：此风寒袭络之证也。夫初痛在经，久痛在络。经主气，络主血。考督脉并于脊里，至风府入属于脑。《素问》云：痛者，寒气多也。寒则泣而不流，温则消而去之。大法治风先治血，血行风自灭。理当养血为君，佐以温通脉络，非驱风理气所能治也。方定当归、枸杞、杜仲、巴戟天、附子、鹿角胶霜、狗脊、五加皮、秦艽、桑枝，四剂全愈。

安波按：此内风症也，名以风寒袭络，似属不切，不然前医驱风已效灵矣。

【点评】程氏在此案中提出初痛在经，久痛在络，经主气，络主血，故从养血温通脉络用药，并加鹿角胶霜温通督脉，即见奏效，实从《内经》启示而来。

予久患腹痛忽下瘀血而痊

予患腹痛多年，由午餐饭冷强食而起，痛处在脐之上，痛时腹冷，掌按热熨稍瘥。虽盛暑亦必以帛护其腹，饮食渐减，喜暖畏凉，他物食尚相安，惟饭蒸煮未透，或稍冷食则必痛，素嗜瓜果，得疾后不敢尝。向患痔红，食姜蒜烧酒即发，故忌之。此疾作时，食入阻滞，饮烧酒一二杯，反觉通畅，不但姜蒜不忌，即食椒末辣酱，均与痔红无碍。《经》云：痛者寒气多也。证属寒凝气滞无疑。予素畏药，痛发无何，香砂、姜、萸、陈、半、谷芽、神曲之类，服一两剂即罢去，往岁发疏尚轻，惟餐饭不能如常，年来发频且重，不拘何物，餐后必痛。须食下行，其痛方止。于是餐后不敢坐卧，乃学古人养生，食后行百步，常宜手摩腹之法，并遵释教过午戒食，然亦无益于病，遂视食为畏途，无如疾经重载，消恐耗元，补防助壅，踌躇无策。友人谓予：年近古稀，命阳衰弱，寒从内生，是以喜暖畏凉。釜底无火，物终不熟，是以谷食难化，须用八味丸补火生土。所论固是，予意终未坦然。思痛若在膈，虑其妨食成噎，今幸在腹，当不害命。药饵乱投，恐反有伤，恪守不药得中医之诫。己丑季夏，旌邑孙村汪宅延诊，下塌塾中，时二鼓既寝，急欲大便。灯灭暗中摸索，跌仆莫能挣扎，大孔汩汩遗出如泻水状，呼仆持火至，扶起视地皆污，色如漆，汗淋气坠，即忙就枕。汪宅献楠、志仁二公闻之驰至，殊为着惊。予曰：无妨，此因久痛蓄瘀，刻瘀下脱，未免伤气耳。饮党参桂圆汤，少顷气稍续，汗亦敛，次早登厕，犹有余瘀。予恐其瘀复脱，遄归到家更衣，瘀已无矣。自此腹不再痛，餐饭如常。细求其故，究由瘀凝肠胃，阻其传导之机，以故食入则痛。夫血犹水也，血之结而为瘀，亦如水之结而为冰。所以痛处常冷，按熨饮醇热气至，故觉稍快。至于瘀蓄年久，胶固已深，一旦倾囊自出，理殊不解，得无长夏炎蒸，奔驰烦劳，动则阳化，如雪消而春水来耶。从斯悟入，书称久痛在络，络主血，不独肢体之痛为在络，即胸腹之痛，痞积之痛，皆为在络，皆宜治血，无徒从事于气。又如噎膈一证，方书虽有胃脘枯槁，及阳气结于上，阴液衰于下等语，然由瘀血阻塞胃口者恒多。进而思之，予疾将十年，固未能自知瘀蓄于先，然不药稳持，尚不失为中驷。不然补泻杂投，不殒于病，而殒于药矣。予见败坏之证自萎者十之二三，药伤者十之七八。药本生人，而反杀人，可不惧哉。自今以往，伏愿医家证未审明，勿轻用药，病家疾如可待，勿急求医，如此或亦可为卫生之一助耳。

安波曰：初痛在经，久痛入络二语，叶氏实发前人数千年之未发，启后学于意万载之无穷。然不独胃病噎膈之症，浑融使然也，凡病久根深蒂固，综须治血为主，此即古人穷必及肾之意也夫。

【点评】此案仔细分析发病全过程，对诊治用药取效是何等重要；切切不要盲目"补泻杂投"，否则为"不殒于病，而殒于药矣"。

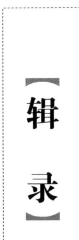

序 ⬤

　　嘉庆九年，岁在阏逢困敦，先生既成《医案初集》一编，寿诸世矣。原版不戒于火，其《续录》尚藏巾笥中。今年春，又成《医述》十六卷，集诸家之大成，垂不刊之定论，诚医宗之成轨也。既乃合医案前后集付剞劂氏，而先生行踪所至，与凡所施治，随笔札记，及榜等录存者，历时既久，积而盈帙。先生以出于一时论列，详略或殊，始末未备，不欲付梓，榜等窃以近世叶氏一家，亦临证笔记，然惜其辞多简括，而义少发明，若先生斯编，证必求其本，治必折其衷，发聋觉聩，引示迷津，实有前贤屐齿所未及者。昔史迁传太仓公，论证论治，辞繁不杀，几及三十条，岂不以活人指南，端在是乎。乃敦请于先生，排次而梓行之。因并附记数语于其后云。

**　　时道光九年岁在屠维赤奋若阳月上浣门人儿榜许朴**
**　　小门人许后洪鼎彝汪有容叶光煦郑立传等谨识**

　　【**点评**】最显眼处是"证必求其本，治必折其衷"，此乃心得之言。

庆敬斋方伯耳鸣

《经》言：肾气通于耳。故人至中年以后，肾气渐衰，每多耳鸣之患。喻氏论之甚晰。然不独肝肾之阴气上逆，必兼挟有内风乘虚上升。夫风善入孔窍，试观帘栊稍疏，风即透入。人之清窍，本属空虚，是以外感风邪，其息即鸣。韩昌黎云：草木之无声，风挠之鸣。水之无声，风荡之鸣。凡物之鸣，由于不得其平。人身之阴失其平，阳失其秘，化风盘旋，上干清窍，泪泪之声，昼夜不息，其义亦然。议与潜阳熄风，静以制动之治。

安波按：耳为肾之主窍，心胆寄附，是以体虚失聪，心肾同责。案内"帘栊稍疏，风即透入"之句，真是精议卓识。

【点评】耳鸣乃肾气通于耳，肝肾之阴亏于下，虚阳上旋，阳化内风，内扰清空所致，叶桂《临证指南医案》述之更详，可以参照。

又公子痘证

见点九朝成浆之期，孩提先天禀薄，痘形陷伏，根脚不齐，浆清色白，便溏食少，嗜卧无神，一派气血虚寒之象。亟亟温补内托，尚有生机，医犹以为肌热未退，火毒未消，药仍清解，误之甚矣。夫痘证发热，此其正候，盖不热则表不能透，标不能长，浆不能蒸，靥不能结，故痘证始终无不赖此热力为之主持。若欲尽攻其热，罔顾戕损其元，元气受伤，安能送毒归窠，苗而不秀，能成实者鲜矣。外科论痈疽，谓有脓则生，无脓则死，痘证亦然。又伤寒有养汗之法，痘证有养浆之法，伤寒须七朝以前，邪气未传，尚可养得汗来，痘证须七朝以前，逆证未见，尚可养得浆来。倘至七朝以外，生气已离，再思养浆，亦犹伤寒邪气已传，再思养汗，其可得乎？无脓痒塌，势所必至，十二险关，虑有风波。勉议保元汤合参、归、鹿茸一法，冀其堆沙发臭，或可侥幸图成。

安波按：近时痘医，辄以辛凉解毒，苦寒退热，往往致成败证，束手无策。良可叹也。

【点评】程氏的识症既精又细，于痘证病程中要结合患者身体状态，做出完整判断，这是他的高明之处。

齐方伯胁痛

肝者，将军之官，谋虑出焉。情志不舒，木郁为病。据谕恙起数年，左季胁下不时作痛，饮食入胃，其气常注于左，不行于右。《经》言：左右者，阴阳之道路也。肝位居左，其气常行于右，脾位居右，其气常行于左。左升右降，如环无端。今气偏注一隅，岂非升降失司，肝脾不和之所使然。目前虽无大患，窃恐肝病日久，土困木横，冲胃为呕，攻脾为胀，可不早为曲突徙薪之计乎？

【点评】此案突出了程氏的治未病思想，源于仲景的见肝之病，知肝传脾，当先实脾之意。

福方伯哮嗽

哮嗽多年，原属痼疾，往岁举发尚轻，此番发剧，胸满喘促，呼吸欠利，夜卧不堪着枕。药投温通苦降，闭开喘定，吐出稠痰而后即安。思病之频发膈间，必有窠囊，痰饮日聚其中，盈科后进。肺为华盖，位处上焦，司清肃之职。痰气上逆，阻肺之降，是以喘闭不通。务将所聚之痰，倾囊吐出，膈间空旷，始得安堵。无如窠囊之痰，如蜂子之穴于房中，莲子之嵌于蓬内，生长则易，剥落则难，不刈其根，患何由杜？考《金匮》分外饮治脾，内饮治肾，且曰：饮邪当以温药和之，议以早服肾气丸，温通肾阳，使饮邪不致上泛。晚用六君，变汤为散，默健坤元，冀其土能生金，兼可制水。夫痰即津液所化，使脾肾得强，则日入之饮食，但生津液而不生痰。痰既不生，疾自不作，上工治病，须求其本。平常守服丸散，疾发间用煎剂搜逐。譬诸宵小潜伏里闬，乘其行动犯窃，易于拘执，剿抚并行，渐可杜患。

【点评】饮为阴邪，当以温化，益火之源，以消阴霾。宗仲景说，用肾气丸而使离照当空，饮邪下行，而用六君，脾健运化，窠囊之痰，安得留乎。思考全面，可师可法。

台静亭州尊阴阳两亏伤及奇经

复诊寒热依然，神采更倦，前方初服，微见痰红，疑系附子温燥所致。续服五剂，红不再吐，口并不渴。仲圣云：身大热而反近衣者，热在皮肤，寒在骨髓也。且越人明以阳维为病，苦寒热为训，岂寒栗如此，经年累月，憔悴不堪，不从温补，尚有何策可施耶？王太仆云：热之不热，是无火也。益火之源，以消阴翳。旨可悟矣。虽《内经》有诸禁鼓栗，如丧神守，皆属于火之言，丹溪有治用清凉之案，然与此似乎不合。无如补虚门中，归脾、十全、补元煎、养营汤之属，均已服过，即治奇经之鹿茸、河车，亦无应验。殊为棘手。但细详脉证，总不外乎阴阳精气两亏，张介宾所谓以精气分阴阳，则阴阳不可离，以寒热分阴阳，则阴阳不可混。古人复起，不易斯言。

【点评】此案所述假热真寒，且寒在骨髓，用温补法，分析有理。

长中堂病机治法

《经》云：阴阳者，万物之能始也。水为阴，火为阳。是病机虽繁，可一言以蔽之曰阴阳而已。

试观天有四时，以生寒暑燥湿风。人有五脏，以生喜怒悲忧恐。五脏所患不同，要不外乎心肾。此阴阳窟宅，水火根基。恙缘凤夜烦劳，心肾不交，水火失济。夫营卫二气，行阳则寤，行阴则寐。若卫气不得入阴，则但寤而无寐矣。医用补心丹、养心汤，安神定志，未为不善，要知心为虚灵之脏，草木无情，非假物类之灵以引之，焉能望效？拟以纯甘加入龟板、虎睛、龙齿、琥珀、珍珠，谅当有应。

安波按：此议诚言人所未言，拟再参入磁石，取其黑色通肾，上交于心，灵情活泼，上应虚灵之脏，未识与先生合拍否。

【点评】不寐辨证不复杂，重要一点是应排除有无情怀抑郁，否则，草木无情，难获全效。

马朗山制军公子中寒阳脱急救不及

诊脉沉伏模糊，证见肢厥声鼾，口鼻气冷，人事迷惑。处由真元内戕，阴寒直中，阳气外脱，势属危殆。《内经》以阳气者，若天与日。今则冱寒凝泣，阳霾用事，使非重阳见睍，何以复其散失之元乎？夫人身之真阳，譬之鳌山走马灯，拜舞飞走，无一不具，其间惟是一点火耳。火旺则动速，火微则动缓，火熄则寂然不动，而拜舞飞走之躯壳，未尝不存也。方用参、附二味，重加分两，昼夜频进。本草言人参能回元气于无何有之乡，附子为斩关夺门之将。潭底日红阴怪灭，分阳未尽则不死。但脉证败坏如斯，欲图断鳌立极之功，亦难之难矣。

安波按：此症亡阳也，急用附片垫气海，关元灸数百壮，或可挽。

【点评】急重危证，先救阳脱，重用参附，合灸关元，力图奇功。

温景侨制军饮伤脾胃商善后之策

脉沉细缓，外腴内虚，饮多谷少。恙经三载。发时脘痞嗳噫，小便欠利，年来戒饮，其疾虽平，然精神起居，未能如昔。饮食稍有失调，脘中犹觉不快，虑其病根复萌，商图善后之策，此不治已病而治未病也。夫脾胃清和，始能生化气血。酒者熟谷之液，其气悍，入于胃中则胃胀气上逆，满于胸中，故致患若此。今病虽愈，而仓廪之官，未得骤反清和之旧。计惟调养脾胃，以资运化。考古治病，有煎膏丸散之别，心肺病在上焦，宜用煎膏。肝肾病在下焦，宜用丸。脾胃病在中焦，宜用散，审其致疾之因，投药自中肯矣。

【点评】此案为仲景治虚劳用小建中汤之意，调养脾胃以健气血生化之源。

周都宪咳久医误治用温肺涤邪

岐伯虽言五脏六腑，皆令人咳，然其所重，全在于肺。盖皮毛者，肺之合也。皮毛先受邪气，邪气以从，其合其寒，饮食入胃，从胃脉上至于肺则肺寒。肺寒则内外合，邪因而客之，则为肺咳。是咳之不离乎肺，犹疟之不离乎少阳。据谕病缘夏热，晓起感冒凉风，更兼饮冷，始而微咳，渐至咳甚，服药月余，咳仍不已。《经》云：形寒饮冷则伤肺。此致病之大端。医者只知天时之气热，不察人身之脏寒，频投滋润，希冀清火止咳，适燕指南，无怪药愈服而咳愈频也。盖肺为娇脏，性虽畏热，然尤畏寒，金被火刑固为咳，金寒水冷亦为咳。五行之理，生中有克，克中有生，金固生水者也。然金寒则水冷，使非火克金，则金不能生水矣。

譬诸水冰地坼，犹以霜雪压之，其能堪乎？诊脉沉细，口不干渴，时当盛暑，背犹怯风，使非温中涤邪，何以春回旸谷。倘再因循贻误，寒邪不解，久咳肺伤，更难为计，拟温肺汤一法。

安波按：咳嗽一症，治之最难。昔徐灵胎医究三十年，始能治嗽，难怪庸流一见咳症，就以沙参、麦冬从事，贻害良深，可叹可恨。

【点评】程氏不为时令所误，仍从温肺涤邪，分析颇有道理。

方朱青制军便泻溲数

《经》云：中气不足，溲便为变。人之二便，全借中气为之转输，故不失其常度。肾气虚则关门不固，脾气虚则仓廪失藏，便泻溲数之病生焉。方定补中益气汤，升举脾元，四神丸固摄肾气。二药合投，并行不悖。加枸、菟，佐蔻、萸之功，增莲、芡，辅参、术之力，方则脾肾分施，病则溲便并治矣。

安波按：肾开窍于二阴，肾气虚则失其司，脾气弱则运失其旋，故以脾肾双补治。然此公大约多年，或久泻溲数，如新泻溺短，则大相径庭矣。

【点评】既重中气，亦固肾气，为溲便之变治疗之要领。

曾宾谷中丞痢疾

痢疾古名滞下，然此滞字，非单指饮食停滞之谓，言其暑湿内侵，腑气阻遏而为滞耳。

长夏感受暑邪，伏于肠胃，新秋患痢，腹痛后重，赤白稠粘，日夜频次。考古贤治痢，不外通涩两法。大都初痢宜通，久痢宜涩。夫暑湿邪热，客于营卫则生疮疖，入于肠胃则为泻痢。痢之红白，如疖之脓血，脓血不净疖不收，红白不净痢不止。证在初起，治贵乎通。《经》曰：通因通用。然此通字，亦非专指攻下之谓，言其气机流行而无壅滞，乃为通耳。丹溪以河间发明滞下证治，和血则便脓自愈，调气则后重自除二语，实盲者之日月，聋者之雷霆。特其方法，每用芩、连、槟、枳，苦寒攻伐，藜藿泻属合宜，膏粱恐难胜任。歙郡汪氏蕴谷书称：痢疾即时疫，浊邪中下，名曰滞。亦杂气之所乘，故多传染于人。其自定黄金汤一方，药虽平淡无奇，然于逐邪解毒之义，颇为切当。谷食不减，胃气尚强，约期二候，可以奏功。

安波按：黄金汤者，用黄土、金银花、扁豆肉、扁豆花、茯苓、谷芽、黑豆、甘草、生白芍、五谷虫、生姜也。余治噤口痢甚效，已验之数人矣。

【点评】程氏对滞下，传承前贤之旨，自立黄金汤，以逐邪解毒，述之有理。

张观察如夫人经期不调

先天禀薄，情志欠舒，心脾抑郁，诊脉细涩，细为气少，涩主血虚。问寝食如常，惟月事失调，每值经期，洒淅寒热，腰膂酸疼。按：冲为血海，任主胞胎，二脉交通，乃能有子。脉证若此，即无他患，恐难孕育。间进加味归脾汤，调养心脾血气之源，常服毓麟珠，补益冲任，阴阳和协，冲任调匀，则合浦珠还，蓝田玉茁，可预必也。

安波按：冲脉为经水之本，故《内经》言太冲脉盛则月事以时下。兹以毓麟珠等药以补益冲任，正合其旨。

【点评】调冲任而月事以时下，用毓鳞珠养气血益肝肾正合其旨。

龚暗斋观察令媳瘵证

轩岐论五郁，首究乎肝。肝主春生之气，春气不生则长养收藏之令息矣，而欲其无灾害者几希。夫病端虽始于肝，久则滋蔓他脏。肤浅见血投凉，因咳治肺者，固无足论。即知求本而不审诸阴阳消长之理，依然隔膜。所谓补阴补阳，义各有二。芩、连、知、柏，有形之水也。麦、味、地黄，无形之水也。以无形之水，制无形之火，如盏中加油，其灯自明。干姜、桂、附，温烈之温也。参、芪、甘草，温存之温也。以温存之温，煦虚无之气，如炉中复灰，其火不熄。日内咳频，痰犹带血，似须先投甘寒以降火，未可骤用参以补阳耳。《医贯》云：凡人肺金之气，夜卧则归藏于肾水之中，肾水干枯，无可容之地，故复上逆而为患矣。病始不得隐曲，渐至不月，风消喘咳息贲，莫能正偃。所以然者，虽云火炽之相煎，实由水亏之莫济。夫火空则发，使非填实其空，炎焰何能敛纳。王太仆云：益心之阳，寒亦通行，强肾之阴，热之犹可，诚见道之论。昨论便溏，多恐脾元下陷，夜来便圊数次，烦热少寐。夫土为物母，心肝肺肾，若四子焉，子虚尚可仰给母气，苟土母倾颓，中无砥柱矣。古人论脾肺两亏之证，最难措置，方欲培土强脾，恐燥剂有妨于阴液，方欲濡燥生津，恐润剂有碍于中州，惟上嗽热而下不便溏，下便溏而上不嗽热者，方好施治耳。今日用药，当以扶脾为急。昔士材先生治虚劳，尝云今日肺病，多保肺药中兼佐扶脾。明日脾病，多扶脾药中兼保肺。亦因时制宜法也。

但脏真损伤已极，药饵恐难图成。

【点评】扶脾为急为此案病情过程中处理关键，乃因时制宜，也是辨证立法高明之处。

吴春麓仪曹不寐眩晕

《经》曰：水火者，阴阳之征兆也。肾为坎卦，一阳居二阴之间，故须阴得其平，然后阳藏于密，童年知识已开，阴精早泄，此致病之大端。及壮，血气方刚，尚不觉其所苦，人四十而阴气自半，起居日衰，精神不充，蝉联疾作。诊脉尺虚细涩，寸关大于平时，按尺为肾部，脉见细涩，肾虚奚疑。寸关大于平时，阴弱阳浮之象耳。夫医之治病，不以用补为难，而以分别水火气血为难。冯氏书云：小病治气血，大病治水火。盖气血者，后天有形之阴阳也。水火者，先天无形之阴阳也。太极之理，无形而生有形，是治大病，可不以水火为首重耶。请以不寐言之，人知其为心病，而不知其为肾病也。心虽为神舍，而坎离尤贵交通。越人以阳不入阴，令人不寐，岂非水火未济，坎离失交之故乎？《内经》又有头痛巅疾，下虚上实，过在足少阴、巨阳之语。形容厥晕，病机最切。方书称风、称火、称痰，漫无定见。景岳师其意，以为无虚不作眩，治当上病疗下，滋苗灌根。精矣精矣。暂服煎剂，再订丸方。王道无近功，内观颐养为要。

旧患眩晕，怔忡不寐，遗泄，本属心肾两亏，水火失济，曾订煎丸，服经十载。兹诊脉候平和，精神矍铄，此亦颐养之功，非全关草木之力也。惟食多尚难运化，腰膂时痛，遗泄间或有之。药物所需，仍不可缺。考古人用药，有攻病保躬两途，攻病则或凉或热，当取其偏，保躬则适其寒温，宜用其平。盖温多恐助相火，精关不藏，润多虑伤脾阳，坤元失健。如云食蜜，便即溏泻，脾虚不胜润滑之征。青娥丸固能治肾虚腰痛，但故纸、胡桃味辛性温，久而增气，恐其助火，且常服丸药，亦须分别气候。夏令炎热，远刚近柔，以防金水之伤。冬令严寒，远柔近刚，以遂就温之意。将交夏至，一阴初变，元精不足之时，商以益阴保金，兼调脾胃，秋季再为斟酌。

【点评】人过四十，阴气自半，起居日衰，遂见虚弱渐现，此时当应以乐养情，以药疗虚，王道无近功，颐养为首务。

又少君水火失济之证

水火之道，宜交而不宜分。水上火下，名曰交。交为既济，不交为未济。由是观之，水火之切于人身者大矣。据脉与证，处由肾元下亏，水火失济，以致魄汗淋漓，玉关滑泄。腰为肾府，肾虚则腰膂多疼。心为神舍，心虚则夜卧欠逸，面赤颈热，虚阳上炎；体倦头倾，髓海不足；且金乃生水之源，肺肾为子母之脏，子虚盗窃母气，此喘咳之所由。肾开窍于二阴，心与小肠相表里，心热移于小肠，此血淋之所自。昔肥今瘦，虚里跳动，种种见证，虚象奚疑。不知持满御神，日啖草木无益，积精自刚，积气自卫，积神自旺。酸以收之，介以潜之，厚味以填之，水火交，精神治矣。

安波按：广成子云，无劳尔形，无摇尔精之言，诚为养身吃紧良方。而世人一至有疾，徒以草木从事，其先天不自摄，恣意斫伐，忍心克剥，叹欤可悲。

【点评】本案中程氏最紧要的告诫是：不知"持满御神，日啖草木无益"。

胡观察疝证

《经》云：任脉为病，男子内结七疝，督脉为病，不得前后为冲疝。是疝病虽属于肝，而实冲任督三脉所生。据证睾肿，少腹形坚痛甚，攻冲腰俞，病根深远，愈发愈剧。考任脉起于中极之下，上毛际循腹里，冲脉起于气街，督脉统督诸脉，而为奇经之长。叶氏云：大凡冲气从背而上者，系督脉主病，治在少阴，从腹而上者，系冲任主病，治在厥阴。揣诸病情，确为奇经受病无疑。医不中肯，是以药治无功。

【点评】此案为奇经受病，叶桂在《临证指南医案》述之甚详，有很多治疗方法。

郭松崖郡侯疟疾

疟虽小病，而《内经》论之最详。首称夏伤于暑，藏于皮肤之内，肠胃之外，因得秋气，汗出遇风，内外相搏，是以日作。可知疟病由于暑风相搏而成。然暑必兼湿，若无湿但为干热，非暑也。即此推之，疟病虽属暑风相搏而成，又必挟有湿邪酝酿之所致矣。特六淫分发四时，暑之与湿气虽异，而因则同。有可分不可分之义也。今岁太阴司天，湿土主事，其变骤注，其灾霖溃，人在气交之中，感而即病者，为霍乱、吐泻、肿满诸候，其不即病，邪伏膜原，内趋大肠则为痢，外走少阳则为疟。故疟之寒热往来，亦犹痢之赤白胶粘耳。恙逾匝旬，疟经五发，胸腹饱闷，呕恶不渴，脉沉弦缓，显系湿郁中焦，腑阳失运，幸得从枢外达，不至滞下疸满，邪净自瘳，无烦过虑。

【点评】疟邪滞伏，湿郁中焦，从少阳枢机外达，透发于外，是属正法。

鲍莳春部曹尊堂血枯久伤奇经

产育多胎，冲任受亏，兼之自乳，阴血更耗。恙经年远，腰膂刺痛，转侧维艰，小便血淋，痛引少腹。揣摩其故，非特血气之伤，而且奇经亦损。故归、地养阴，参益气，均无灵效。

冲脉起于气街，任脉起于中极之下，淋痛诸候，必有所关，即寒热一端，亦阳维为病耳。病由血海空虚，损及奇经八脉，寻常药饵，谅难奏功，宗《内经》血枯，治以四乌鲗骨一蒧茹丸。

安波按：古言病久入八脉。

【点评】久病必损奇经八脉，血海空虚，阳维为病，理当充涵血肉有情之品。

周司马痱风病后足膝软弱

前患痱风，调治小愈。案牍劳形，元虚未复，腰膂虽能转侧，足膝尚觉软弱，肝肾真元下亏，八脉不司约束。参、芪、归、地，仅可益其气血，未能通及八脉。古人治奇经精髓之伤，佥用血肉有情，岂诸草木根荄，可同日而语。推之腰为肾府，膝为筋府，转摇不能，行则振掉，不求自强功夫，恐难弥缝其阙。恬澹虚无，御神持满。庶几松柏之姿，老而益劲也。

拟河车、鹿茸、虎胫骨、虎膝骨、牛骨髓、猪骨髓、羊骨髓、阿胶、海参之属。

【点评】此案述及，八脉之病，益其气血无效，急须用治奇经精髓之血肉有情有效。

王明府夫人积聚久痛

脉弱质亏，操持多劳，昔年产后少腹起有痞块，不时作痛，迩来痛于早晨，日日如是。

《经》云：任脉起于中极之下，循腹里。任之为病，其内若结，男子七疝，女子瘕聚。再考古人论积聚，分癥瘕两端。癥者征也，有块可征，其病在血。瘕者假也，聚则有形，散则无迹，其病在气。良由新产之后，或因寒侵，或因气滞，以致循经之血，凝结成形，胶粘牢固，长大则易，铲削则难。须待本身元气充旺，始能消磨。倘务急攻，非但积不可消，反伤正气。《内经》有大积大聚，其可犯也之戒。旨可见矣。现在痛势攻冲较甚，滋腻之补，似非所宜。思久痛在络，冲为血海，先商煎剂，调和冲任，使其脉络流通，气机条畅，痛势稍缓，再议丸药，图刈病根。

安波按：煎剂议通瘀煎法丸，以回生丹攻补兼用。

【点评】积聚久痛，气血不和为病，理气为先，再拟和血通络，而滋腻之补，当属后事。

沈虹桥广文疫证

时疫十朝，正虚挟邪，证见神倦耳聋，热发不退，脉息沉细无力。凭脉用药，理应壮中温托，阅方曾服理阴煎三剂，病样日增，前法似难再进。夫阳证阴脉，原属不宜，方书有时疫，邪伏于里，脉多沉细，不同伤寒邪自外来，脉多浮大，语属可参。仿赵氏六味汤加柴胡一法。复诊脉仍虚细，神形倦怠，唇齿干枯，舌苔黄燥变黑。夫邪热最为真阴之贼，高年肾阴本亏，热甚津液更耗。《己任编》所谓感证始终以存津液为第一义，盖阳明燥土，全赖少阴肾水以滋养之。如旱田侧有井泉，犹可供其灌溉之资，倘并井泉干涸，燥土炎蒸，则苗槁矣，宗甘露饮。

【点评】此案热发不退，凭脉而见邪热深伏，伤及真阴，当拟滋养肾水，如沃炎蒸燥土。

洪广文少君损过脾胃

书云：卫虚则恶寒，营虚则发热。证见日晡寒热往来，已经数月，洵为营卫二气之虚，断非客邪外感也。病既属虚，虚则当补，昨服补剂，胸膈反增滞闷，此中消息，颇难窥测。盖非药不能应病，乃胃气不行药力耳。夫上损过胃，下损过脾，越人且畏，姑遵经旨，虚痨不足，当与甘药。两进甘药，寒热依然，惟粥食稍增，咳嗽略缓，药病尚觉相符。稽古补虚方法，千蹊万径，而其关键，总以脾胃为之主脑。夫人之一身，内而五脏六腑，外而皮肉经脉，何一非借谷气长养之功。苟土母倾颓，既难输化饮食之精微，焉能传送药力，宜乎虚不纳补也。《难经》发明五损，勿过脾胃，仲景治虚劳诸不足，出活人手眼，其所立建中方法，亦皆稼穑作甘。此古圣贤明训，内伤大病，可不以脾胃为首重耶？然病真药假，终难图功。

【点评】治损先调脾胃，真乃得《内》《难》、仲景之奥旨。立小建中汤，以甘味建中气，资气血生化之源，纠阴阳之偏，却偏寒偏热之状。

鲍觉生宫詹精气内亏详叙证治次第

恙经半载，脉证合参，究属质亏烦劳，以致坎离不交，水火失济，五液内涸，虚阳不藏。误服苦寒，重伐胃气，诸证蜂生，纠缠不已。揆之古训，以虚能受补者可治，虚火可补，参、芪之类，实火可泻，芩、连之类。劳伤之火，虚乎实乎，泻之可乎。赵氏谓阴虚之火，如盏中油干，灯焰自炽，须以膏油养之，专主补阴。其说是已。然阴生于阳，血生于气，顾此食少欲呕，脘闷不快，又难强投滋腻。反复推详，计惟培养脾胃，默运坤元，以为先着，脾为土母，安谷则昌。《金匮》治虚劳，首用建中。越人言损其脾者，调其饮食。脾元日健，饮食日增，变化精微，滋荣脏腑，不治火而火自熄，不润燥而燥自濡，充肤热肉之功，可渐见矣。然内伤之病，宜内观静养，所谓大病须服大药。大药者，天时春夏，吾心寂然秋冬也。参透此关，以佐草木之不逮，为妙。服药旬余，脉象稍转，寝食略安，惟足膝酸软，项脊时疼，形神疲倦。考治五脏之虚，《难经》言之甚悉，曰：损其肺者，益其气；损其心者，调其营卫；损其脾者，调其饮食，适其寒温；损其肝者，缓其中；损其肾者，益其精。阐发精微，了无遗蕴。再考《金匮》云：男子脉大为劳，极虚亦为劳。夫脉大为真气泄越，心脾耗伤，此归脾、建中、养营、四君等汤之所宜。极虚亦为劳，乃精血内夺，肝肾下衰，此六味、八味、天真、大造等丸之所宜也。但病证多端，治须次第。

首先稼穑作甘，培补中宫，专崇其土，次当荣养心脾。盖心为离阳，补心阳以生胃土，虚则补母之义。至于皮枯肉瘠，肢懈形羸，精髓内竭，筋骨废弛，明属本实先拨，舍填纳固摄，则解㑊何由而振？枯槁何由而回？特草木无情，须假物类之脂膏，益人身之血液，煎丸并服，脾肾分施。炼石补天，而收桑榆之效矣。调治两旬，虽未大效，然处境烦剧，犹能支撑，未始非赖药饵扶持之力。七年之病，三年之艾，原无速功。春三月此谓发陈，恪服煎丸，春气得生，夏可得长。一阴来复，自可霍然。病机前案已详，其中奥义难测者，尚有数端，请再陈之。凡人病若劳动，反觉精神强健者，此阴火沸腾，扶助于内，不觉其元气之衰，若静养调适，反觉神疲气弱者，此阴火退，本相露故也。病情有类乎此者一也。解㑊一证，由于肝肾二经之虚。肝虚则筋软无力以束周身，肌肉皆涣散而若解；肾虚则骨痿不能自强，遍体骨节皆松懈而多㑊，故恹恹悒悒，若不知所以为人。病情有类乎此者，二也。男子精未满而早摇其精，五脏有不满之处，异日有难状之病。病情有类乎此者，三也。卫气昼行于阳主寤，夜行于阴主寐。平人夜卧，则阳升阴降，阴阳交合，然后渐入睡乡。若营弱卫强，坎离失媾，神明之地，扰乱不安，万虑纷云，却之不去，卫气刚入于阴，契合浅而脱离快，升者复升，降者复降，是以欲寐之时，忽惊而寤矣。病情有类乎此者，四也。至若饮食虽能强餐，腹中常觉不畅者，胃得受纳之司，脾失健运之职也。大便燥结，数日始一更衣者，肠脂枯涩，传导艰难也。脘中时痛者，木失水涵，肝吐怒张而迫膈也。心乍怔忡，营虚之故。臂多青脉，血脱之征。更有皮肉之间，时如冰水滴溜，证状之奇，方书未载。曾治一妇患此疾，数年投补药百剂而愈。岂非血气空虚，失其温分肉、实腠理之司耶。

安波按：先生阐发经义，善发古人之意。

【点评】此案阐述先贤对虚损发病机制，强调调理脾胃的重要性。

殷仲周先生筋挛便浊

据谕病原始末，考诸经云：肝主筋。身之所束者，筋也。所以荣筋者血也，病本血不荣筋，而蹠筋之血，又耗于足瘤之渗漏，加之时疫热邪，深入经络，足蹠之大筋，得热而短。《经》又云：肝气热，胆泄口苦，筋膜干，则筋急而挛者是矣。然治挛固难，而治浊亦不易。虽津液藏于膀胱，气化能出，但肺为生水之源，金燥则水不生。诸病水液混浊，皆属于热，义可知矣。进而求之筋挛血涸，使非养血荣筋不可也。然徒知荣养，而不明夫辅金制木之法，亦不可也。苟以金制木而木反荣，筋反舒矣。且金清则水生而热降，此荣筋即可以治浊也。水足则木畅而筋柔，此治浊即可以荣筋也。明见谅以为然。

安波按：金清则水生而热降，此荣筋即可以治浊。拟《准绳》人参清肺法，冀其治节之令行，则膀胱气化出矣。所谓不治浊而治浊也。复以朱氏虎潜法，以濡养营卫，壮阴潜阳，所谓水足则水畅，不荣筋而筋自荣也。

【点评】程氏于此案中突出养血荣筋，辅金制木的重要性。

张佩韦先生肝肾两亏证治

两尺细涩，肝肾下亏，必得之醉而使内也。壮时血气方刚，故无所苦。自强仕以来，渐觉目盲不能远视，耳如蝉吟蛙鼓，虚里其动应衣，阖目转盼，则身非己有，腰膝酸楚，行步不正，种种病状，就衰之征。《经》云：肝开窍于目，肾开窍于耳，目得血而能视，耳得血而能听，血气衰耗，不能上充，故视听失其常度。心为君主之官，血虚心无所养，故掣动不安。脑为髓海，下通命门，上气不足，头为之苦倾。腰者肾之府，肾惫则惮于转侧。膝者筋之府，筋惫则艰于屈伸。方用人参为君，形不足温之以气；地黄、河车、龟鹿胶为佐，精不足补之以味，更用山萸、五味，摄纳肾气归元，气旺精充，百骸司职，收视而视明，返听而听聪矣。

安波按：方议皆精妙入化。

【点评】脉证相符，分析肝肾关系，详述肝肾下亏的临床表现之机制，滋肝补肾，而使气旺精充。

家近陶翁肝阳逆肺咳嗽加感风温标本异治

两寸关脉候俱大，左关尤急。据述前冬因情志抑郁，先见此脉。后觉心烦不安，旧春心烦稍定，咳嗽至今不止，舌苔时黄时退，此肝为受病之源，肾为传病之所。夫肝之伤脾，人所易知，肝之伤肾，人所不识。譬如折花枝安插瓶中，花枝日茂，瓶水日为吸干，肝阳吸引肾阴，此之谓也。且肺为肾母，子虚必盗母气，不特金不制木，而木反得侮金。肝阳上升，冲心为烦，冲肺为咳，脉大不敛，舌见黄苔，要皆阳亢阴亏之所使然。所幸寝食如常，别无兼证。议以滋肾生肝，保金化液，辛温刚愎，似非所宜。复诊脉急依然，连日嗽甚，于前夜卧欠安，头额手心俱热，是属挟有风温外因。若云阴血之热，当发于日晡，不应发在午前，且其来也渐，何骤若此。质虚恙久，固不能正从标治，然亦未可过补。仿汪广期前辈风温汤方法。

安波按：卓识名论。非熔经铸史者不能。

【点评】从辨脉识症之精细，分析肝为受病之源，肾为传病之所，提出不能正从标治，亦不过补，乃卓识也。

汪舜庚翁令爱水肿

色白肤嫩，肾气不充，数月病魔，脾元又困，诸医调治，病势日增，请求其本而论治焉。《经》言诸湿肿满，皆属于脾。曩服五苓、五皮，非无所据，但肾为胃关，关门不利，故聚水而从其类。仲师主用肾气丸，即此意也。若谓童年精气未泄，补之不宜，然治标不应，理应求本，所谓有者求之，无者求之是已。夫水流湿，火就燥，二阳结，谓之消。三阴结，谓之水。

消者患其有火，水者患其无火。且水病虽出三阴，而其权尤重于肾。肾居水脏而火寓焉，此火者，真火也，天非此火不能生物，人非此水不能有生。即膀胱津液藏焉，亦必由命门气化而出。华元化曰：肾气壮则水还于肾，肾气虚则水散于皮。前服肾气丸颇应，日来饮食不节，病复再投不效。考诸《己任编》云：此病单用肾气丸不效，单用补中益气汤亦不效，须用补中益气汤，吞金匮肾气丸。谨宗其旨。

安波按：于庚长秋，行医于杭笕桥，一士子患水肿，面目无缝，阴大如栲，小水点滴不爽，切脉沉细模糊，苔腻白滑，不渴。阅前医有开鬼门者，有洁净府者，有用五子五皮者，有需《金匮》肾气法者，服之如石投海。余意肾气虚则水泛为肿，以肾气丸为旗鼓之剂，何反不应。追忆《己任编》有益气阳，送肾气丸之法，翻书令彼视之，伊以为然。服之竟验。视此与先生暗合也。

【点评】经曰：肾者，胃之关也。肾气不足关门不利，故聚水而为肿矣。用补中益气汤吞服肾气丸，脾肾同治，甚为合法。

方芷南茂才夫人产后心脾两亏之证

《金匮》云：妇人新产有三证，一曰痉，二曰郁冒，三曰大便难。三证所因，无非阴伤血耗之所致耳。人知四物汤能补血，此第认其面目，而未审其根源。夫血生于心，统于脾，欲求其源，舍此谁与？再按脾主肌肉，脾虚故肌肉发热，心主神明，心虚故神明失藏。计惟黑归脾汤一方，可称对证之药，泛涉他求，恐多岐也。语云：宁医十男子，莫医一妇人。盖女科病本无难，其所难者，胎产两端而已。胎前诸病，尚须培养气血，况乎产后百脉空虚，不言可知矣。产经十朝，发热昏冒，肢掣烦躁，夜卧欠安，脉息数大无力，断非蓄瘀风邪，显属阴亏阳越。病关根本，非枝叶小恙可比。归脾汤培养心脾化源，喜其虚能受补。第补药治虚，如旱田稼穑，灌溉宜频。病患畏药，昨晨至今，停药未进，心烦肢扰，痉厥欲萌，原方加胶、黄、枣、麦，守服勿懈。

安波按：近时之大弊，产后辄以生化汤从事，徒不知芎、归等之走窜，散涣无常。兹阅此案，较以归脾、胶黄，何啻霄壤之殊。昔丹溪之产后多血虚，尝以大补为主，虽有杂症，以末治之。景岳云：产后多不虚症，胎前为气血所壅，及产后始见。通快之语。细玩二言，在医者之灵机活泼，不可固执一见，以致胶柱鼓瑟也。

【点评】产后多用温补，以生化汤为治虚一个方面，而心脾两虚即以归脾，健脾养心、补益气血，亦为常用。所谓临证应该"灵机活泼"。

鲍禹京翁夫人厥证治法节略

伤寒论厥证，分别阴阳，阴厥属寒，阳厥属热，寒宜温而热宜凉。杂病论厥证，分别虚实。夺厥、煎厥、痿厥为虚，薄厥、尸厥、食厥为实，实可消而虚可补。病由情怀不释，肝失条达，血气日偏，阴阳不相顺接，因而致厥。与全虚全实者有间，理偏就和，宜用其平。偏补偏消，乌能治情志中病。

厥证妇人常有之，其为情志郁勃，致病显然。惟昼夜频发，阴阳脏气俱伤，却为可虑。若乍发乍止，疏而且轻，亦无妨碍。所嫌病关情志，难以除根，务须戒怒舒怀，惜劳静养，冬令收藏之际，加意慎持，来春草木萌动，庶可不致复发。

厥证有因痰者，有不因痰者，因痰而厥，厥时喉中必有痰声辘辘，此则厥来寂然无闻，且痰厥脉应带滑，今脉细兼弦涩，洵属气厥无疑。持脉之道，须知人之平脉，然后察其病脉，质亏脉细，此其常也。惟细中见涩，右寸关兼带弦象，故主病耳，涩者血虚气滞，弦者胃弱肝强，细小弦涩，主病尚轻，牢大弦长，主病重矣。

诸厥属肝，女子以肝为先天，肝主怒，怒则气上。《经》云：血之与气，并走于上，乃为大厥。其由肝郁为病可知。考古人治郁证，多用越鞠、逍遥二方，但越鞠燥而逍遥则润矣，越鞠峻而逍遥则和矣。

治肝三法：辛散、酸收、甘缓。逍遥一方，三法俱备。木郁则火生，加丹、栀，名加味逍遥。滋水以生木，加熟地，名黑逍遥。《己任编》中一变，疏肝益肾汤，再变滋肾生肝饮。前用逍遥减木者，恐其守中，用丹皮减山栀者，恐其苦泄伤胃也。

肝胃二经同病，须分别其肝阴胃液已亏未亏。如阴液未亏，气药可以暂投，若阴液已亏，治惟养阴濡液。所谓胃为阳土，宜凉宜润，肝为刚脏，宜柔宜和。

叶氏论治郁证，不重在偏攻偏补，其要在乎用苦泄热而不损胃，用辛理气而不破气，用滑、润、濡、燥、涩而不滋腻气机，用宣通而不揠苗助长数语，深得治郁之理。

血虚治当补血，四物汤为补血之首方。然其中尚须分别阴阳。若血虚肝燥，木火沸腾，芍药微酸微寒，在所必需，地黄先应用生，凉血生血，继则用熟，补水涵木，川芎辛窜，固属不合，当归亦须蒸去辛温之性。

养血诸药，除四物外，惟丹参为胜。本草言其色赤入心，有去瘀生新之能，功兼四物，乃女科要药，可以备用。木郁生火，火则宜凉，第此火非从外来，良由木失水涵，以致肝阳内炽，芩、连、知、柏，苦寒伤胃，洵非所宜。不若生地、丹皮之属，清肝凉血为稳。

五行克制，木必犯土，肝气上逆，胃当其冲。询其厥来，脘中有块，按之则痛，食下阻滞，此肝犯胃，厥阴顺乘阳明故也。既知气逆为患，治应先理其气，无如气药多燥，肝阴胃液已亏，如何燥得？《经》言兰除陈气，并能醒胃舒肝，可加为引。桑叶轻清，能泻肝胆之郁热，叶案每与丹皮同用见功。

虚则补其母，肝肾同治，乙癸同源乃治肝病第一要诀。然须俟其痞消厥定，以作善后之筹。若用六味汤，可加当归、白芍，或去山萸，恐其温肝故也。如用须陈者乃佳，分两减轻，并用盐水拌炒。

肢掣名为肝风，此非外来之风，由乎身中阳气变化，故曰诸风眩掉，皆属于肝。第肝为刚脏，须和柔济之。治用和阳熄风，及养阴甘缓等法。至于钩藤、菊花、桑寄生，均有平肝熄风之能，发时随宜加入。

《内经》有肝苦急，急食甘以缓之之语。《金匮》出甘麦大枣汤，只用甘草、小麦、枣肉三味。盖小麦春生，肝之谷也，最能养肝，合诸甘草、枣肉之甘，以缓其急，后贤治肝风诸病，每参此法。

木喜滋而恶燥，阴亏血燥之体，或逢天时阳气泄越，或触情志恚嗔，因而激动肝风，变幻痉厥，纠缠日久，阴液内竭，可以借用《千金》之复脉汤。盖脉乃血派，血脉既亏，借其药力以通营卫，致津液，叶氏于方内除去姜、桂益精。

诸厥虽属肝病，然心为君主之官，主安则十二官各得其职，厥发日久，肝风内扇，震动心营，养心安神药品虽多，首推抱木茯神者。盖茯神本治心，而中抱之木，又属肝，以木制木之义。其次柏子霜，既能养心，更可润肾滋肝。用枣仁须猪心血拌蒸晒，用麦冬须辰砂拌染，或加琥珀、龙、蛎，均有镇静之功。

肥人之病，虑虚其阳，瘦人之病，虑虚其阴。阴亏后下，则阳越于上，下虚上实，而为厥巅之疾。是故养阴药中，必佐以潜阳者，如畜鱼千头，须置介类于池中之意。牡蛎、鳖甲、淡菜、龟板，皆介类也。方中只用牡蛎、鳖甲者，取蛎之咸能软坚，鳖之色青入肝，不独潜阳已也。

安波按：肝厥良由肾阴枯涸，肝阳上冒所致。是以轻则窍络阻塞，甚则痿疠痉厥，故厥者必挟痉，往往若是。

【点评】程氏论厥证治俱详。厥证由阴阳气不相顺接所致，可分虚实寒热，种类尚多，总由肝所关联，却与心、肾、脾、肺、胃等均有关。

张仲麓翁息贲喘嗽

情志抑郁，原属肝病，辛散酸收甘缓，俱厥阴正治之方。屡投未应，窃思肝木不平，金失其刚，肺脏不能无患。肺欲收，观其胸痞，喘咳不得卧，岂非肺张不收。卧则叶粘背俞，阻塞气道之故乎。

《经》言诸气膹郁，皆属于肺。喻氏发明秋伤于燥，冬生咳嗽之义，是知郁病可不专责于肝，而燥证则全关于肺也。盖肺主气，居相傅之官，苟治节有权，则清肃下行，克称其职。病缘木郁生火，兼挟燥邪，金受火刑，令失清肃，肺燥叶张，阻塞气机，而为患矣。

倘果专属肝病，而不涉肺，何至喘咳不能着枕耶？且肝病治肺，辅金制木，道犹不悖。设令肺病不救，则烦冤逆满，内闭外脱，更何如耶。拟千金苇茎汤大意。

安波按：然气闭欲死时，先总以开豁为主，或降气，或豁痰，善后之法，不出《己任编》等方意义也。

又按：木叩金鸣，以千金苇茎汤治，大有深意。

【点评】以肺论治，开泄肺气，豁痰润燥，为用药之大法。

方竹坪翁头痛

质亏烦劳证，经多日诊脉，虚弦带急，精神欠充，夜寐少逸。询其病初，并无寒热，知非外因。惟头痛乍轻乍重，推求其故，东坦云：内伤头痛，时痛时止，究缘烦劳抑郁，水不涵木，肝风上扰，清空鼓动不定。夫头痛神烦，倏然而至，迅速莫如风火。但身中阳化内风，非发散可解，寒凉可平，必须阳和，庶乎风熄。经旨以下虚则上实，阴伤阳浮，冒上病疗下，滋苗灌根，语可味也。

安波按：胃阳不潜，宜和阳以就阴，拟虎潜法。

【点评】此头痛由身中阳化内风而起，上病治下，滋肝肾为根本。

洪井锋翁脾阳虚寒湿内伏重用温补治法

夏月伏阴在内，当于寒湿中求之。议以理中汤，温理脾阳。服药泻止呕减，舌苔少退。此由脾阳向亏，卑监之土，易于酿湿，阳气不足，寒自内生，既无外邪干之，本气自能为病。今既投机，只可于方内增分两，不必于方外求他味。其所以不骤加阴药者，盖恐肥人之病，虑虚其阳耳。

《经》云：阳气者，若天与日，失其所则折寿而不彰，故天运当以日光明。日光不到之处，恒多湿生，土之薄也。《经》又云：脾苦湿，急食苦以燥之。脾阳健可冀运矣。昨方加增分两有效，足见尚是病重药轻，然当此盛暑参、附大剂，服逾两旬，病犹未却，虚寒情状，亦可畏矣。安心稳守，功到自成。

安波按：华氏云，低窊湿处，必须以烈日晒之，此病是也。

【点评】此脾胃病而升降失常，前用温理脾阳奏效，无须更方，"安心稳守，功到自成"确系经验之谈。

洪庭光兄肝风眩晕证类猝中

病起偶然眩仆，医谓急虚身中，猛进甘温峻补，转增胸胀呕吐，不饥不便，有时浮阳上腾，面赤，唇口干燥。然脉尚和平，寝尚安稳，言语尚觉明白，求其所因，良由肾元下虚，水不生木，肝风鸱张，以致发时，状如中厥。《经》谓诸风眩掉，皆属于肝。温补药重，激动肝阳，其胸胀呕吐，不饥不便者，无非肝风扰胃，阻胃之降而然。使果真阳飞越，雷龙不藏，则脉必浮大无根，证必烦躁，无暂安时。且前服温补诸方，岂有不效，而反病增之理。所定制肝安胃，尚有商者，盖肝阳冲逆，非介不足潜其威，木火沸腾，舍酸无可敛其焰。拟于方内加牡蛎、乌梅二味，更觉相宜。痰涎频吐，胃液必伤，再加赤斛、蔗汁，益阴保液，尤为符合。

安波按：肝风症由肝阳吸耗肾水，致水涸木炽，故上冒为仆，为痰迷，上泛为晕，为呕，为惊悸，为不寐，为痉厥，为耳鸣。种种恶候，变态不一。庸流不识，以热补助火致毙者，何可胜计。故录出以为庸医者解。

【点评】眩晕宜辨虚实，用药更须注意寒热温凉。此证因猛进甘温峻补引起，故益阴保液更为合适，实为经验之谈。

叶振标翁证患似隔非隔

肝主怒，怒则伤肝。脾主思，思则伤脾。病缘情志不适，初患上焦痞闷嗳噫，此肝气横逆，阻其胃降而然。医者不察，浪投槟榔、枳、朴，损伤胃气，转致胸脘胀痛，泛泛欲呕，食面尚安，稍饮米汤，脘中即觉不爽，纠缠三载，似隔非隔，百计图之，总不见效。《经》云：肝在地为木，其谷麦不能食谷而能食麦者，肝强胃弱之故也。盖胃弱故谷不安，肝强故麦可受耳。安胃制肝法当不谬，但证属情志内伤，未可全凭药力。张鸡峰以为神思间病，当内观静养，惟逃禅二字甚妙。夫禅而名之曰逃，其心境为何如哉？

安波按：安胃制肝法，想如半夏、广皮、炒香荷叶蒂、茯苓、杵头糠等以安胃，如乌梅、白芍、绿萼梅、木蝴蝶、枣儿、槟榔之类以制肝。需以清香洁络，松灵不钝，使横逆之气下行，而胃阳疏动矣。

【点评】知其似隔非隔证，先审其因缘由情郁，辨其证已纠缠三载，故不能全凭药力，尚须静养。

洪星门翁吐血

脉大不敛，阳虚，体质兼多烦劳，旧病喘汗，服温补煎丸相安。月前偶感咳嗽，续见鼻衄痰红，日来吐多不止，口苦食减，头昏气促。若论寻常吐血，不过肝肺之火，药投清降，火平，其血自止。尊体精气本虚，一阳初复，形神交劳，水火不交，气随血脱，病关根本，再投清降损真，则阴阳离决矣。先哲有见血休治血之语，可味也。议从黑归脾汤，培养心脾，佐以生脉保金，摄纳肾气。服药三剂，血止脉敛。《经》云：人四十而阴气自半。平素质亏多病，今复大失其血，生生不继，脏真耗伤，灌溉栽培，尤非易事，夫血虽生于心，藏于肝，实则统于脾。古人治血证，每以胃药收功，良有以也。再按：痰之本水也，原于肾，痰之动湿也，由于脾。《内经》以痰多为白血，此果痰也，果精血也，岂精血之外，别有称痰者耶。故昔贤又有见痰休治痰之论，参五阴煎，水、土、金先天一气化源也。

安波按：方义精妙入神，吐血以归脾法治，大不易事。学人须审究的确，否则祸不旋踵矣。

【点评】此案系吐血用黑归脾汤补益心脾，并生脉保金、摄纳肾气，而关键乃脾敛精也。

龚西崖兄咳血

向患血证，发将匝月，医用血脱益气之法，未为不是。惟嫌脉数不静，肌肉咽干，呛咳莫能正偃，咳甚则血来，咳止血亦止。血去阴阳，阴不恋阳，水不制火，刻值金燥秉权，肺被火刑，金水不相施化。《医贯》云：不投甘寒以降火，骤用参、芪以补阳，此非医误，不知先后着也。自述胸脘乍觉烦冤，即咳频血溢，按冲为血海，其经起于气街，挟脐上行至胸中，冲脉动则诸脉皆动，岂非下焦阴火上逆，血随火升之故耶。火在丹田以下曰少火，出丹田以上曰壮火，少火生气，壮火食气。欲止其血，须止其嗽。欲止其嗽，须熄其火。然非寻常清火止嗽之药所能奏功，务使下焦阴火敛藏，火不上逆，金不受刑，嗽止血自止矣。

安波按：拟一阴煎，加青铅、山萸，收纳冲脉之逆。

【点评】审因论治，药合病机，分析说理丝丝入扣。

吴曜泉翁乃媳痉厥变幻证治之奇

前议安胃制肝，呕吐稍止，脘仍痞痛，大便未圊，手抖目窜，齿龁唇干，舌黄肌热，肝风痉厥，状已显著。据述病因情怀郁勃，夹食而起。郁则伤肝，食则伤胃。木郁宜达，腑病宜通。昨宗仲圣厥应下例，便解结粪数枚，中宫痞形稍软，饮入不呕，惟肝风未熄，痉厥仍发，肌热口渴，面赤齿干，胸脘嘈杂，病由肝木抑郁，腑气阻闭，变化火风，下焦腑气虽通，上脘火犹未降。姑议平肝熄风，舒郁清热。诸厥属肝，肝为风木之脏，相火内寄，体阴用阳。

肝气上逆，胃当其冲，食不得入，是有火也。古称：寒热之气，相结于心下而成痞，相阻于心下而成格。又云：厥阴为病，气上冲心，心中热疼，饥不能食。仿半夏泻心减去守中之品。

肝郁逆胃，阻胃之降，中焦痞塞，不食不便，连日肝风势平，脘热亦减，惟胸痞未宽，不思饮食，前用润下，微解结粪，昨晚两番欲便，未得解出，似有宿滞未净，胃宜通，肝宜凉，乃病治之法则。郁抑夹食，激动肝风，神昏肢瘈，烦热胸痞，不饥不便，曾投承气、泻心获效，加怒病复，连日诊治，证犹未减。自言脘中热闷，口渴唇干，头筋抽痛，有时气冲，厥晕即发，大便欲出不解。病久反复，诚难想法。然扬汤止沸，不若仍用釜底抽薪，阳明腑气一通，厥阴风木自平。但成败利钝，虽武侯之明，亦难逆睹也。

便通复闭，脘痞依然，按之尚痛，食不阻塞不行。然下法用经两次，燥粪已圊，所有热滞，亦应推荡，何至牢锢若此，迁延两旬，言微形倦，似未可以再攻。奈痞结不开，补之不纳，仍宗土郁夺之，实有羸状之义。

安波按：凡病之变幻不一，在病家之贤愚耳。如今时之人，病有一变，群医华集，或论寒，或道热，贻误者焉可胜算。如先生之相信终不更医，亦时也，运也，命也。为之废书一叹。大约为医一途，命中必要为天医星者，何彼多遇而此不遇耶。

【点评】此案是总结分析治疗过程，诊治思路清楚，先以承气通腑，再以泻心散结，然而病久反复，迁延两旬，言微形倦，病势渐至复杂之境。

叶震先兄肝风眩晕

肝者，将军之官，罢极之本。其藏血，其主筋，肝病则血病，筋失所养，眩掉强直，诸证生焉。要知此乃肝家自生之风，非外中之风也，治肝之法，可不以为先着耶？但东方木生于北方水，使无此水，何以生之。使水不足，何以涵之。虚则补母，厥有深意。平昔嗜饮醪醴伤阴，足间常患流火，行步振掉，皮肉干瘠，春来渐有眩晕之象，肝风勃勃内动，加以阴络之血，又从痔孔内溢，淋漓不已，将何以荣筋泽肉乎。斯恙由来有自矣。目下年纪尚壮，犹可撑持，过此以往，欲求良治，不可得也。

【点评】分析肝风眩晕的发生发展，叙述医理细微，确立治法并告及预后。

吴双翘兄幼女目疾

目得血而能视，黑轮上戴，日久涩痒羞明，弦烂流泪。眼科苦寒消散，屡服无功。可知无形之火，原非苦寒可折。王太仆云：寒之不寒，是无水也，壮水之主，以镇阳光。小儿纯阳，从钱氏六味地黄汤治法。曩缘血虚肝燥，目痛羞明，苦寒消散，阴气益弱。今年厥阴司天，风木气王，秋深燥气倍张。肝藏血，其荣在爪，观其爪甲枯槁剥落，肝血内涸显然。前议壮水，以平厥阳冲逆之威，继佐芍、甘培土，酸味入阴，甘缓其急，交冬肾水主事，木得水涵，庶可冀安。哭泣躁烦，究由脏燥。肝在窍为目，肺在声为哭。地黄滋肾生肝，二冬清肺润燥，所加黑羊胆汁引之者，盖肝位将军，胆司决断，胆附肝叶之下，肝燥胆亦燥矣。故取物类胆汁以济之，同气相求之义也。

安波按：羊胆味苦，恐蹈前辙，不若以磁珠丸之磁石，其性能引铁制金，平木之义可知也。设肝胆得以有制，则其势不暇他顾，只可足以自守本位，济之以补益涵养。俾渴者得饮而燥者润，冲逆之威下潜，则目疾释矣。

【点评】此案为目疾治疗误用苦寒消散，屡服无功，分析病情，应该改用滋肾生肝、清肺润燥而获效。

汪式如兄阴暑感证转为瘅疟前后治法不同

证经七朝，两投温解，寒热退而复发，干呕不渴，舌腻头疼。病缘本质不足，因热贪凉，感受阴暑之邪，怯者着而为病。方订理阴煎，冀其云蒸雨化，邪从少阳转枢，归于疟途则吉。

寒热如期，呵欠，指甲变色，似走疟途，证因阴暑逗留，非开手正疟可比。仍宜壮中温托，参以姜、枣和解。现下寒来，且看晚间热势若何，明日再议。

寒热仍来，邪犯未解，口仍不渴，体犹怕风，时当盛夏，姜、附服至四剂，并无火象，使非阴暑，安能胜任。不问是疟非疟，总属正虚邪留，辅正即所以祛邪，强主即所以逐寇。昨发热至五更，汗出始退，今日午初又至，呕恶呵欠，前次尚有微寒，此番并无寒意，脉见弦急，由阴转阳之机。大凡阴证得以转阳为顺，证既转阳，温药当退，中病则已，过恐伤阴。病经多日，正气受亏，辅正驱邪为是。汗出热退，头痛稍减，脉仍弦急，舌苔转黄，疮刺俱见，寒邪化热无疑。恐其热盛伤阴，酌以补阴益气煎出入。质亏感证经十二朝，单热无寒，午初起势，黎明汗出退凉，确系伏暑为病，较之伤寒，其状稍缓，较之正疟，寒热又不分明。《经》云：少阳为枢。阴暑伏邪，得从枢转，尚属好机，不然则邪正溷淆，如白银中参入铅铜，不成银色矣。夫伤寒一汗可解，温暑数汗不除。盖暑湿之邪，伏匿膜原，所以驱之不易。今寒邪既化，似可清凉，惟嫌受病之原，终从阴分而来，甫经转阳，苦寒未便骤进。昨用养阴和解，夜热稍轻，头痛稍减，脉急稍平，窥其大局，守过二候，当可获效。热来稍晏，势觉和平，黎明退凉，渴饮较多。汗至午时，尚未收静。夫暑汗与虚汗不同，《经》言暑当与汗，皆出勿止。脉急渐缓，头痛渐轻，小便渐淡，邪剩无多。今将二候，愈期不远。按：纯热无寒曰瘅疟。瘅即阳亢之名，用药自应转手。

昨热作止，势犹仿佛，脉急已平，神采稍好，惟舌根尚有黄苔，口犹作渴，仍属伏暑余波，今明两日，热难骤止，好在发作有时，上瘅疟同例。《内经》以为阴气孤绝，阳气独发，参加减一阴煎。昨热仍作，其势较轻，证属瘅疟，因系伏暑，了无遗义。喻氏论瘅疟，会《内经》《金匮》微旨，从饮食消息，调以甘药二语悟入，主用甘寒保阴存液，《指南医案》治用梨蔗，亦此意也。推诸病状，似与秋时晚发之证相类，气候稍有不符，情形不略则一。必须两三候外，日减一日，方得全解，届期可许霍然。

安波按：秋时伏气之疾，考方书惟《己任编》另出心裁，论之甚晰。迄今以来，叶氏独得其妙，此外无几人矣。

【点评】伏暑发病，顾名思义，暑邪郁伏体内，乃至正气渐虚，又为入秋凉气引动发病，贪凉之体，乃见寒热反复，常用温药托邪透发，须守时日，待邪能转枢外解，再投甘寒生津保液善后。

又乃嫂喉痛清药过剂变证

恙经两旬，起初喉痛，清凉叠进，喉痛虽好，变出舌强语涩，食少形疲，头昏足麻，虚里跳动，一派虚象。切防肝风变幻。若恐余烬未熄，亦当壮水养阴，断无再用苦寒之理。舌乃心苗，肾脉系舌本，当于心肾两家，求其水火既济之道。早诊言防肝风变幻，午后突然口眼歪斜，心悸肢掣，此肾真下虚，水不涵木，以致内风鼓动，更怕痉厥之险。《经》云：肝苦急，急食甘以缓之。祖《千金》复脉方法。连日肝风已平，食少欲呕，人以胃气为本，病久正亏，全仗饮食扶持，胃气不旺，药难奏功。究缘前患喉证，煎吹二药，清凉过度，脾胃受伤，不必虑其有火，且恐变为虚寒。脾开窍于口，脾和则口能知五味。口冷不渴，岂非脾胃虚寒之明验。与温养脾阳，仿理中、六君方意。服药两剂，呕止胃安，虚里跳动，舌强口歪，诸证尚未见效，虚风不息，谷少胃虚，固当扶助脾元，建其中气。第土由火生，既虚且寒，更须兼补其母。

安波按：拟景岳四味回阳饮合六味异功煎法。

【点评】药到病止，切不可过之。此案由起投药清凉过甚，则无异于过用苦寒，以致损伤真元，胃气受戕，此时宜温养脾气尤为重要。

又患伏暑危证拯治原委

日前诊视，拟属质亏，受暑热伤胃阴，诸呕吐酸，皆属于热。商仿黄土稻花汤，养胃涤邪。服药呕减热缓，惟舌腻未退，脉急未和，寐仍欠逸，心烦体躁，正虚邪留，辅正兼理余波。治法固虽不谬，所嫌热久呕多，形倦不支，目阖少神，不独伤阴，亦复伤气。不患邪之不除，而患正之不守。未可以呕减小效，恃而不恐。

昨夜仍不安寐，今日巳刻，陡然神昏齿噤，状类痉厥，舌苔黄腻，反甚于前。证虽多朝，伏邪未透，本体向亏。况经三候之久，驱辅两难，暑喜伤心，风喜伤肝，入心则昏迷，入肝则瘛疭，其危若此。姑订甘露饮，合乾一老人汤，养正涤邪，稳持不变，庶可转危为安。夏暑内伏，秋时晚发，前见热势鸱张，不得不为清凉，复虑正气不胜，兼佐养阴固本，以杜痉厥，脱变其热，朝轻暮重，口渴心烦，舌黄欲黑，足征内热燔灼。若非急为徙薪，必致焦头烂额，幸得热退，方许坦途。质亏伏暑，病经多朝，邪热虽减，正气更虚。自云心中焦烦，口渴嗜冷，固知邪热未清。然形倦如此，清凉又难再进，前案所谓不患邪之不除，而患正之不守，洵非虚谬。原知邪实正虚，未敢直行荡扫，无知邪热蕴炽，舌苔欲焦，神迷欲厥，所商养阴固正，清热涤邪，睹斯证状，邪未净而正欲倾，将何图治耶。复脉、生脉合参，再望幸成。

昨订亟固真元以拯危殆，夜来狂叫晕汗，黎明神识渐苏，脉大稍敛，面赤略退，舌苔仍黄，口仍作渴，头额手心尚有微热，倦怠依然。惟询问病原，略能应对，较昨昏沉形状稍好，质亏载邪，纠缠四候，正虚固不待言，余烬似乎未熄，苦寒虽不可投，甘寒尚可佐用。证将匝月，危而复苏，虽属伏邪粘着，迅速难驱，亦由正气不充，无力托达。凡治质亏加感之病，起初最难着手，不比壮实之躯，发表攻里，邪去病除之为易也。神明清爽，似属转机，然肌热未退，大便欲圊不解，固非实热为殃，亦缘虚焰不熄，仍议育阴固正，濡液存津，阴血下润，便自通耳。

养阴濡润，便仍未圊，热仍未净，病患自言心烦口渴，喜吃生冷，总属热久阴伤，津液被劫，虽仲景有急下存津之法，现下正气动摇，焉能商进？考诸张介宾及高鼓峰前辈，所论伤寒温暑，热甚伤阴，舌黑便闭之候，悉用左归、六味、甘露等方，以代白虎、承气，见效虽迟，稳当过之，谨宗其旨。病候缠绵，变幻不测，刻诊脉奕，形疲，气坠，都系虚象，外热已轻，舌苔既退，内热料亦无多，大便未圊，腹无苦楚，听其自然。知饥啜粥，胃气渐开。一意固本培元，当此九仞，加意留神为上。

安波按：此症极数，紫雪、牛黄、至宝之候，必须详察精凝。如此症之前，曾患肝风虚患，故决意以热极伤阴四字作主，稍不经意，药到人死，可不慎哉？

又按：近时吴鞠通先生增液法，取添水行舟之意，大有深味。余治斯候，甚效。投之应若桴鼓，故参而启后学之悟也。

【点评】此案关键是程氏急以托邪顾液，固本益元。

吴妇血崩

《经》云：阴虚阳搏谓之崩。又云：悲哀动中，则胞络绝。阳气内动，发为下崩，病机已见大端。至于治法，方书虽有暴崩宜温，久崩宜清之语，要知此温清二字，乃示人大意，未可执论也。夫气为血之帅，暴崩气随血脱，每见晕汗诸证，故宜甘温，以益其气。盖有形之血，不能速生，无形之气，所当急固。初非指温字为温烈之温也。阴为阳之守，久崩血耗阴伤，每见躁热诸证，又当滋养，以培其阴。盖壮水之主，以镇阳光。盏中加油，浮焰自敛，亦非指清字为清凉之清也。病由半产失调，始而经漏，继则崩中，黑归脾汤一方，按心、脾、肝三经用药，暴崩之顷，洵属合宜。若谓反复之故，除肝脾失其藏统之外，或情怀不释，因怒动血者有之；或冲脉空虚，不司约束者有之；或肾水下亏，不能坐镇心火者有之；或元气大虚，不能收摄其血者有之；断无因服归脾汤而反致崩之理。凡血离宫便成块，未可见血之有块，即认为瘀。果真内有蓄瘀，必然胀痛拒按，何崩决数番，腹无所苦耶？血色紫黑，固多属热，然须辨其热之虚实。《经》言：阳搏其阴必虚。心崩由乎悲哀太甚，其旨可见。再按：肾开窍于二阴，冲为血海，脉起气街，据言小解后血随溢出，此肾真下亏。冲脉不固，益彰彰矣。

安波按：洄溪云：崩漏宜大剂补阴，轻药不能以取效。余拟砂仁炒枯、熟地、蒲黄炒枯、阿胶、桑螵蛸、海螵蛸、醋牡蛎、棕炭，以鸡黄炒茜草，以黄芩水炒血余，以童便炒枯尽烟，人参、谷芽等分修丸。余自名为补炼丸。曾治吴观察夫人患崩三月，诸味饵遍不效，余以此丸大剂作汤饮，十裹而痊。

【点评】崩漏虽有暴久之分，治疗总宜固涩为主，或以益气，或以养血，或以滋阴，或以清热，或以益肾等，宜随症加减，用药切忌过量。

许妇内伤经闭辨明非孕

病由不得隐曲，以致脏真内伤，经期阻闭，女科不察病原，佥用清热安胎，愈医愈剧。考《金匮》虽有䗪虫丸治虚痨血痹之法，顾此羸躯，恐难胜任。即水、土、金俱病，古人亦无笼统治理。议以早用四阴煎，育阴保金，晚仿周慎斋前辈，淡养胃气，甘益脾阴。盖土为物母，脾乃至阴，其他退热止嗽之药，皆置不用。叶氏云：勿见热而投凉，勿因咳而理肺，诚哉是言也。

形瘦阴亏，脉虚近数，证见咳嗽，侧卧汗多食少，经停九月，失红三次。据述曩因腹中微动，疑是妊娠。《经》云：妇人手少阴脉动甚者，孕子也。又云：身有病而无邪脉也。今脉证如此，谅非孕征。果真有孕，不过气血之虚，胎不长养，虽费调理，尚在可为，无孕则血海干枯，势走怯途，殊难着手。且妇人重身，即有病端，但去其病而胎自安。漫究妊娠之是否，惟论疗治之何知。君以育阴保金，佐以调养胃气，夏至一阴能复，差可保守。

安波按：女子以血为主，首重在乎冲任。治冲任之法，首重养血，胃为冲脉本，故阳明气旺，则月事行。先生以育阴调胃，良由斯乎。

【点评】临证宜仔细分析病因病理，审证求因，方能治病求本，不会见热即投凉，见咳即理肺。

汪孚占翁乃孙暑风惊证反复治法

一热即搐，幼科呼为急惊。《经》云：东方青色，入通于肝。其病发惊骇，昨日惊作，至今热发不退，神识昏迷，哭不出声，唇干鼻燥，舌苔中黄尖绛。虽属时感燥邪，然必挟有伏暑，两邪相合，致病势暴如此，叫喊作努，头仰肢搐，肝风动摇，亟亟清解。守过一候，邪净热退，庶可安稳。夏暑伏邪，秋时感发，病起三日，热甚作惊，新旧两邪，内犯心肝二脏，入心则昏迷，入肝则抽掣。观其撮唇弄舌，尖绛苔黄，伏邪化热显著。夫邪在皮毛，疏散可解，伏热内蕴，非清不除。病来势暴，未可因循，亟当清解伏邪，舍此别无法想。两服清解，热退七八，惊势虽定，神犹未清，舌仍干黄，唇红目赤，伏邪未尽故也。口中生疮，火寻窍出，心热外解之征。清药仍不可少。虑其热盛伤阴，参以养阴亦可。九朝惊定复作，余烬复燃，肝风熄而复动，幸病不由吐泻而来，证属急惊，犹可无妨，热蕴在里，外反不热，肢反厥冷，所谓热深厥亦深也。若谓热盛伤阴，理则有之。若直指为虚寒，思投温补，断乎不可。仍当涤邪清热，平肝熄风。

病逾两旬，惊犹未定，神迷齿龄，肢掣头摇。证由夏伏暑邪，兼感秋燥之气，两邪相并，一热即惊。邪传手足，厥阴深伏于里，所谓脏者藏也，邪难入亦复难出，故治法宜守。更有初、中、末三法，病初邪热炽甚，治宜清解，急驱其邪，不使陷伏；中治则和阳熄风；末治惟有养阴存津，缓肝之急而已。若云初起热甚，惊作之时，当服桂枝汤，岂不抱薪救火，而犯桂枝下咽，阳盛则毙之戒乎。是病纠缠至今，尚有生机可图者，幸能纳谷，胃气未散。倘一投桂附温补，阳遇阳则为焦枯。胃气消亡殆尽矣。病势溃裂若此，恐难扭转机关。伏暑至秋而发，邪陷手足厥阴，证经五十余日，肝风虽定，神躁未安，舌绛唇红，鼻疮便结，虽属病久阴亏，而心肝伏邪，总未涤净。今岁少阴君火司天，阳明燥金在泉，故多热燥之证，治病须明运气也。缓肝之急以熄风，滋肾之液以驱热。服药数日，躁定寐安，时或仍有强直之状。《经》云：诸暴强直，皆属于风。许宣治前辈，书称暑风惊后强直者，属阴虚，治当养阴舒筋，僭仿其旨。

安波按：案内直犯心肝之句，似欠融化，盖暑邪最喜犯心，其故由肺逆传，肺病则肝无所制，故手足制动矣。下句有五十余日之久，其邪深入下焦阴分，故前辈以甘露、复脉等方，虽不治肝，而已治肝。下言肝风两字，日久者少似。盖肝居位不及心肺之高，岂邪一中即直赴至阴之地乎。

安波按：小儿惊症一候，历来惟喻氏前辈，驳之甚详，自斯泾渭析矣。其立名曰风热惊痰四字，愚尝溯之。盖孩提气血未充，腑脏未实，每招微感，邪留皮毛，上注于肺，失治则蔓沿于心包络，是以视识涸蒙，目睛上吊。肺失治节之司，聚液成痰，而肝失胜己之制，得以鸱张上逆，为抽为搐。速当辛凉开肺，甘寒退热。肺开则痰行，热清而昏定，昏定而抽搐瘛疭之势亦平矣。若陡用芳香金石之剂，使阴液愈亡，肺炽愈横，其祸不可待而言也。余诚怆恻，不愧赘言。若见斯症，辄投惊药，其幼稚之衔冤无胜数矣。

【点评】伏暑深犯心肝两脏，入心则昏迷、入肝则抽掣，病情又急又重，所谓邪难入而复难出，程氏辨识甚清，立初、中、末三法，力挽危状。

黄禹功兄阴虚咳血误服阳药致害

操持经营，劳思过度，病起咯血，后加咳嗽，孟秋诊过，告以肺肾阴亏久咳，虚火上升，津液生痰不生血，治当补水制火则其痰自除。第此甘醇静药，本无速功，更医参、附养阳，服至半月，诸证倍增。《经》曰：刚与刚阳气破散，阴气乃消亡。是知证有阴阳，药有动静。阳主动，以动济动，火上添油也，不焦烂乎。且一星之火，能烧千仞之山，一杯之水，难救车薪之火。羔本火多水少，救阴尚恐不逮，岂堪燥烈更灼其阴乎。三冬肾水枯涸，来春奉生者少。

语云：昌阳引年，欲进豨、苓，其斯之谓欤。

【点评】辨证不明，立法不当，用药伤命。

方侣丰兄挟虚伤寒误治致变坏病

年届五旬，心事内伤，兼挟外邪，误药因循，邪留不解，脉濡无神，汗多头晕，交午寒热。

此阴阳衰惫，邪正交争，乌可与传经少阳之寒热同语？张介宾云：邪气如贼，其来在外，元气如民，其守在中。足民即所以强中，强中即所以御外。斯证斯时，曰但驱邪可以却病，吾不信也。曰舍辅正可以拯援，亦不信也。仲圣云：伤寒若吐，若汗，若下，若温针不解者，名曰坏病。知犯何逆，随证治之。虽然理固如斯，而病已濒危，大厦欲覆，一木恐难撑持。劳感经旬，因循误治，邪陷正亏。喻氏所谓轻则半出不出，重则反随元气缩入。观其晕汗，每现于寒热之顷，此阴阳交争，正不胜邪，离线显露。如盗入人家，门户洞开，藩篱不固，主恙如斯，何堪与贼角胜负邪。请先救人，后医病。

安波按：病到此等地步，虽有卢扁，于命云何。

【点评】诊治要早，用药要准，扶正达邪。

谢翁证治并答所问

年逾花甲，天真既薄，酒多谷少，脾胃复亏。书称：胃主四肢，脾主肌肉，脾宜升则健，胃宜降则和。睹此手足牵强，肤膝绷急麻痒，岂非脾胃不和，失其升降之道乎？《内经》以胃之大络，名曰虚里，出于左乳下。即今乳房肿胀，胃络不和之征。又按：痰生于湿，湿生于脾，由土薄也。土厚则无湿，无湿则无痰矣。阅所服诸方，均从肝治，以为凡病皆生于郁，但土为万物之母，试以五行言之，木虽生于水，然江河湖海无土之处，则无木生，是故树木之枝叶萎悴，必由土气之衰。一培其土，则根木坚固，津汁上升，布达周流，木欣欣以向荣矣。又问肾气丸能治手足麻木否？答曰：天一生水，水之凝处为土，坚者为石，其最坚者为金。水、土、金原同一气，凡人戴九履一，心肺居上，脾胃居中，肝肾居下，胚胎始基，先具两肾，此肾为先天之根，元牝之宅，肾气丸先天药也，能助右肾命门火，使肾火生脾土，脾土生肺金，肺金生肾水，肾水生肝木，一方而五脏皆调，一法而水火两备。且夫人之手足，犹树之有枝也。人之肾命，犹树之有根也。乌有根本充盈，而枝叶不敷荣畅茂者乎。引指使臂，灌叶救根，何可与言至道。

安波按：确论，引喻亦妙。

【点评】识症不清，辨证不明，不论脾肾而从肝治，此医之谬也。

饶君扬翁脾虚泻血肺燥咳嗽证治异歧

诊脉细濡，羔经多时，始而便泻，继则下血，渐致食少欲呕，形疲心愦，药无灵效。略投辛温，血下即多，稍用清凉，饮食即减，辗转却难借箸。然医贵变通，未可见病治病，印定眼目。《经》曰：湿多成五泻。病始于泻，脾虚酿湿，治湿固宜于燥，但脾为血之统，刚燥过剂，致动其血，内溢不已，阴络受伤。无如养阴之品，恒多腻滞，又与脾胃欠合。此培其中州，扶其土母，不得不为之亟亟也。昔贤治血证，每以胃药收功，土厚自能胜湿耳。酌以淡养胃气，甘益脾阴，宗嘉禾饮，服药数日，谷食稍增，视其病状，与痢相似，即痢久正气未有不亏，亦当培养本元，资其生气。据述脘中如饥如嘈，是属下多亡阴，兼伤其气，观其得食则安，情已显露，方内参力加重，佐以乌梅，取其酸能生津，并可摄血。再考方书，论久痢病根在大肠曲折之处，药力所不能到，有用至圣丹一方，余仿其法，治验颇多，可备采择。

《经》云：阴络伤血内溢。然药用清热养阴而不效者何耶？《经》曰：营出中焦，中焦取汁，变化而赤，是谓血。中焦盖指胃而言，夫胃为水谷之海，气血俱多之经。病之浅者，饮食如常，旋去旋生，病之深者，谷少气衰，所生不偿所耗，脾与胃以膜相连，胃弱则生化无权，脾虚则统摄失职。书称：不问阴阳与冷热，先将脾胃为调和。万物以土为根，元气以土为宅，议进归脾理当如是。又述向有肝阳冲逆之恙，近兼举发，方内加入首乌，既可益阴，又可固摄，非熟地滋腻可比。乌梅畏酸，不用亦可。但肠滑已久，须参涩以固脱。李先知云：下焦有病患难会，须用余粮、赤石脂。

便稀食进，大有好机，病缠两月，气血受伤，以故尻骨酸楚，颊车乍痛，便时急坠，行动乏力。初议专培脾胃，乃血脱益气之法，续进归脾，乃虚则补母之方。李士材先生云：先天之本在肾，后天之本在脾。二脏安和，百骸皆治。今既食增泻减，脾胃已调，自当进加肾药。治疗匝月，诸证均减，寝食俱安，精神渐长，体素阴亏，加以便血，久伤阴络，屡服胃药，气分虽充，阴犹未复。金为生水之源，金燥不能生水，是以上膈焦干，鼻痒咳呛。夫药随病转，移步换形，医如珠之走盘，贵乎活泼。气不足便是寒，气有余便是火。改议养阴润肺，金水相生，津回燥自濡矣。

《经》言：虚邪贼风，避之有时。恙后体亏，加受外因，形寒头痛，脘闷欲呕。然舌无苔，脉不急，受邪知不甚重，正气不充，未可直行表散，治宜辅正驱邪。外感已解，痔疮举发，肛痛便复见红。然每日便止一次，并不溏泻，此乃痔血，非前肠血可比。痔平血当自止，知饥能食，食后脘中微痛。按：胃司受纳，脾主运化。脾健失职，运化较迟，若果食滞致痛，则饱闷不饥矣。地黄益阴固妙，稍嫌其腻，不利于脾。暂商养胃调脾，复诊再筹进步。据谕向来冬春左畔畏风，夏秋上焦热闷，药投清散，服时虽效，过后依然。揣度其故，谅缘营卫失和，藩篱不固，邪之所凑，其气必虚。断无六淫之邪，久羁人身之理。使非探本寻源，徒泛治标无益，且俟新病瘥后，再为图之。下极为魄门，魄门亦为五脏使，痔血去多，阴亏阳冒，上焦燥热干咳，阳加于阴，谓之汗。前则泻多纳少，故仿胃药收功。兹则大便如常，多食善饥，病情迥别。丹溪谓男子阳常有余，阴常不足，阳主动，阴主静，理当育阴济阳，静以制动。据言每届秋时即患咳嗽，服清润之剂颇验。目前感后，恐有余邪，地黄滋腻，似未可服。按质虚偶感，邪本无多，既已驱逐，谅无逗留。肺与大肠相表里，肠热上熏，肺燥则痒，痒则咳，此咳嗽之故，非关于风，而实由于燥也。《经》云：燥者濡之。痔血咳嗽，同归一途，无烦分治矣。

安波按：大肠为燥府，以润为补。拟桑麻丸意，以表里同治。

【点评】证情复杂，变化繁多，药随证变，全案梳理清楚，读后颇多收益。

方女慢惊

周岁女婴，病经两月，消散多剂，脾元内伤，面青目定，肢挛指冷，证属慢惊，势颇危殆。无风可逐，无惊可疗。治惟温补脾阳，百中冀图一二。

病缘脾元大亏，木横土困，变生慢惊，屡进六君温补脾元，已臻小效。日来停药，神形复疲，小儿脏腑柔脆，初生萌芽，非苍枝老干可比。根蒂伤伐，恐难图效，尽人工以邀天眷耳。

安波按：惊风一途，初感即发为急惊、慢惊，总缘食积伤脾，脾伤则木恣其所侮，宜培土之中，兼以抑木。虽圣人复起，不易吾言矣。丁酉仲春志。

【点评】程氏之实事求是的学风可嘉！脾元大亏，根蒂伤伐，实难有望。

某姬本病风痹加感暑邪

本证风痹，近加受暑，脉虚身热，倦怠口渴。《经》云：脉虚身热，得之伤暑，暑伤气是以倦怠。夫暑乃六淫标邪，虽无大害，特恐质亏不胜病耳。商仿清暑益气汤大意，以俟消息。

脉仍虚急，热甚心烦，夜不安寐，方内酌除芪、术，加以玉竹，《本草》言其用代参、芪，不寒不燥，且能治风淫湿毒，寒热痁疟。大便五日未圊，小溲数热，肺与大肠相表里，又与膀胱通气化。古人治暑证，每用生脉散者，以其有保肺清金之能也。

病躯加受暑邪，羌经六日，两进清暑益气，辅正涤邪，形倦肤干，热仍熇熇，心烦口渴，溲数便闭。张介宾云：干锅赤裂，润自何来，但加以水，则郁蒸畅然，而气化四达。宗玉女煎。早服玉女煎，薄暮复视，病势依然。暑邪留着，原难急驱，今日已服药两渣，末便再进，暂与荷蜜煎代茶，便通肤泽。往日早晨热缓，交午复甚，心内如焚，今午热势平和，无焦烦辗转之状，病躯治标，亦不得已。兹既势平，自当斟酌，无使过也。前药退松，昨午其热复甚，溲数口渴，心如煎熬，质虚恙重，况加反复，切虚更改。揣诸病情，得无心营胃液，为热灼伤，以致焦烦嘈杂者欤，宗阿胶鸡子黄汤法。

安波按：方议均佳。

【点评】此案概括了风痱患者感受暑邪以后进行辨证论治的过程。根据患者的证情表现，程氏以风痱病为本，感受暑邪为标，用清暑益气汤和生脉散意进行加减治疗，后以玉女煎平息热势。因"质虚恙重，况加反复"，故嘱"切虚更改"。文辞简要，述理精炼，读后印象深刻。

胡某令郎麻后颈生瘰筹治三法

麻出于脏，由阴而及乎阳，火毒燔灼，营血耗伤，故麻后每多遗毒之患。不可补气以助火，只宜养阴以退阳。此治法之大纲也。病由麻后颈生瘰疬，自春徂冬，滋蔓不已，鄙筹三法而论治焉。盖瘰之未消，由毒之未净，然毒即火也，欲去其毒，须去其火。要知火有虚实，病有新久，麻出之先，其火属实，药宜清凉，麻敛之后，其火属虚，药宜滋养。酌以六味地黄汤，煎送消瘰丸，庶乎瘰消而元气不伤。且人以胃气为本，久病服药，必究脾胃。此养阴软坚消其瘰，培补脾胃扶其元，道并行而不悖也。

安波按：妙论侃侃，令读者口齿生香。

【点评】程氏治此麻后遗毒用三法即养阴清火、软坚散结和扶土培元，分析思考周到，可谓临证经验之谈。

家若谷兄乃郎胁痛

感证已逾两旬，胁痛依然不愈。按：外感胁痛，病在少阳，内伤胁痛，病在厥阴。今外邪解经多日，胁痛何以不瘥。既无情志抑郁，定属动作闪力之伤，外邪引发耳。夫久痛在络，络主血，防其蓄瘀动红，从《金匮》肝着，例用旋覆花汤一法。

安波按：病久入络，理固宜然。药内再参入搜痰涤饮，则无遗蕴矣。

【点评】胁痛是病在经还是邪入络，当应仔细辨别，而从足厥阴肝经来分析，因胁乃肝之分野，与胆为表里，又以条达之性主疏泄，故可兼其他病证。

梅氏女呕吐经闭

病逾四载，起初呕吐，渐致经期不行，温清攻下，遍投无验，医乃视为痨瘵，弃而不治。诊脉不数，亦无风消、息贲、寒热、咳嗽兼证，似与痨瘵有间。果真损怯已成，病患膏肓，焉能久延岁月乎？《经》云：治病必求其本。又云：先病为本，后病为标。恙由呕吐而起，自当以呕吐为病之本也。苟能止其呕吐，则仓廪得藏，生生有赖，气血周流，诸证不治而自安矣。考诸方书，论吐证非止一途，斯病既非真寒，又非实火，所以温清俱不投机。至于下法，乃治伤寒暴急之方，施于内伤久病，殊属悖谬。询其饮食，下嗌停注膈间，不肯下行，旋即呕出，冲逆不平，时时嗳噫。所以然者，乃肝为受病之源，胃为传病之所，胃宜降则和，肝气横逆，阻胃之降，致失其和而为患也。夫脾为湿土，胃为燥土，六君、异功，止可健运脾阳，今病在胃而不在脾，湿燥异歧，不容笼统而论矣。再按：肝为将军之官，脏刚性急，木喜条达，最嫌抑郁。古人治肝病，辛散、酸收、甘缓，与夫补水生木，培土御木，方法多端，非仅伐之泻之而已。治宜安胃制肝，厥阴阳明两调，王道无近功，戒怒舒怀，以佐药力为要。

安波按：灶心土温中除呕，平木制肝，此病在所必需之物。

【点评】呕吐和经闭是两个不同病症，但程氏从整体观念来认识其内在联系，宗治病必求其本而立法处方，并告诫"王道无近功，戒怒舒怀，以佐药力为要"。

叶某喉痛

病逾一年，医称阴亏阳升，水不制火，育阴清火潜阳，屡治无效。若云痨瘵已成，非草木之所能治。现下饮食如常，脉不细数，似又不侔。求其何以屡治不效之故，理殊难测，岂非另有隔膜未窥透耶？据述病缘旧春郊外垂钓，感冒风热而起。《经》云：肺主皮毛，皮毛者，肺之合也。皮毛先受邪气，邪气以从其合，此肺为受病之原，比诸劳风，法在肺下，巨阳不能引精，青黄之涕，不能咳出，适足伤肺之例。当时虽曾服过清解之剂，但外邪入肺，如油入面，有仓卒难以浣涤者，胶粘酝酿，郁而为热，郁热熏灼，津液受伤，所谓因病致虚者，由肺病而累及之也。何以言之？凡人咽喉两管，咽通于胃，喉通于肺，今喉虽辣痛，而纳食无碍，可知其病在喉而不在咽。人身之气左升右降，肝主升，其脉萦于左，肺主降，其脉萦于右。今左畔肢体如常，而病端偏着于右，足见其病在肺，而不在肝。肺脉虽萦于右，然位居上焦，为脏腑之华盖，观其上脘烦热，时冲喉咙，颈下皮肤作痒，搔爬如痱，咯吐痰色灰黄等因，其为肺脏蕴热，金燥液干，情已大露。

再按：大便坚硬，数日始一更衣者，肺与大肠相表里也。倘果因虚致病，悉属内伤，水不制火，而致喉痛，早已咳血音嘶，走入怯途，焉能缓待。且滋阴壮水，药证相符，何以久服不应耶？然病情虽窥一斑，治法尚难计议。盖治病须分新久，用药贵审机宜。病初体质无亏，治惟涤邪，无庸顾虚。兹则病魔经岁，正气已亏，岂容孟浪！进而求之，肺为娇脏，喜润恶燥，邪热久处肺中，金被火刑，津干液涸，是以养阴药饵，只可滋其津液之干，莫能驱其蕴伏之燥耳。古人治燥甚少良方，惟西昌喻氏，会悟经旨，发明燥病，根源见得，诸气膹郁，诸痿喘呕，以及心移热于肺，二阳之病发心脾，各种病机，俱关于肺。所立清燥救肺一方，颇有深意。盖辅金制木，即所以治肝，清肺澄源，即所以治肾，僭仿其法，谅当有应。

安波按：此方之义，无遗蕴矣。

【点评】此案分析因病致虚和因虚致病，道理很深，丝丝入扣，不但述其病因，也讲病位。最后推喻氏治燥方，讲清治肝和治肾的缘由。

朱百春兄令婶半产崩晕寒热似疟

质亏，生育多胎，此番重身三月，又复半产，气随血脱，昏晕频发，幸赖独参汤挽回。

日来热发不退，时时怯寒，舌白，喜饮热汤，头痛形倦，脉急无力，合参脉证，明是气血两虚，即有外邪，投鼠忌器。丹溪云：产后当以大补气血为主，他证从末治之。仿甘温除大热之旨。下午复诊，脉象仿佛，早间服药，安眠片时，顷复寒热交作，此属阴阳两虚，正气不胜，非疟证也。原方更进一渣，明日再议。两进甘温，昨午寒后热甚，扶掖下床，小溲遗出，直至半夜，热始渐缓。切恐今午寒热复来，撑持不住，揣其寒热之故，非阴阳两亏，即正虚邪陷，当此危迫，不问有邪无邪，一意扶元固本。盖辅正即所以祛邪也。《本草》谓人参能回元气于无何有之乡，古人治气随血脱之候，悉仗参力斡旋，昨药分两固虽加重，惜乏参力，故难奏效耳。昨午寒热仍来，神形益倦，二更后热势渐平，然起床劳顿，即作昏晕，顷进诊间，晕又复发，连服温补大剂，尚未见功，即云寒热由于外因，睹此狼狈情形，焉可再从标治。

仍守原制，佐以河车，亟挽真元。医当医人，不当医病。昨夕昏晕频作，顷诊右脉虚爽，左犹带数，体倦无力，气怯懒言，虚象无疑。病缘质亏半产，加之寒热纠缠，波涛汹涌。现下热退神清，固见小效，奈病来势暴，大厦摇摇，前议补元、归脾，更从养营进步。两日未诊，脉象依然，在前发热之际，脉由热搏而数，今外热既退，理当和缓，何至数犹未平。口不干渴，并无火象。无非产时血去过多，营阴受亏，脉乃血派，是以急数不平耳，但诸药皆是草木根，人身真元耗伤，仓卒焉能挽转。参力既艰，他策又无可画，前方减去辛温，稍佐柔和之品。产后崩晕，血气大亏，阴阳枢纽不固，见出种种疲惫之候，赖诸温补药饵，竭力挽回。寒热已除，胃安谷纳，无如事多磨折，臀生疡毒，痛楚不安，疡甫溃脓，痛势稍定，又加时感湿邪，腹痛便泻，节外生枝。暂与香砂、六君，俟其痛泻愈后，仍须峻补真元，冀图恢复。

安波按：先生方必中肯，剂不虚投。但此妇真元已败，冥游已近，不过聊尽人事矣。

【点评】半产崩晕，血去过多，真元耗伤，补元归脾，悉仗参力斡旋。欲图生机，尚须胃纳能安，再赖峻补真元，方入坦途。

王氏妇妊娠二便闭塞

　　孕妇脉来滑数，证见便溺不通，二阴牵胀，足膝浮肿，医药滋阴，疏利升举，屡施不验。按：肺与大肠相表里，又与膀胱通气化。是二便之通闭，肺有所关系焉。金燥水无以生，清肃之令不能下降，是以二肠交阻。喻氏谓人身之气，全关于肺，肺清则气行，肺浊则气壅。清肺之热，救肺之燥，治其源也。气行则壅自通，源澄斯流清矣。凡禽畜之类，有肺者有溲，无肺者无溲，故诸水道不利而成肿满者，以治肺为急。前商清燥救肺，小溲虽通，大便未畅，足肿未消，二阴仍然牵胀，夜卧不适，口苦舌黄，原方加枯芩、梨汁。

　　安波按：议论神妙，使读者满舌生津。

　　【点评】肺为水之上源，源清流自洁。

李某鼻渊孔溃

　　《经》云：肺气通于鼻。又云：胆移热于脑，则辛頞鼻渊。可知鼻渊一证，病端虽责于肺，实由胆热移脑之所使然。证经数载，腥涕流多，肺肾为子母之脏，金被火刑，阴液受伤，加之鼻窍右侧，旧夏曾已穿溃，甫经收口，左侧又溃一孔，至今红肿未消。《经》谓热胜则肿。虽由胆移之热，酝酿为患，但治病须分新久，诊脉数大无力，是属恙久，阴虚阳浮，非新病实热可比，苦寒伤胃，洵非所宜。计惟壮水保金，冀其水升火降，庶几红肿可消，溃口可敛也。

　　安波按：拟清燥救肺法，辅金刹木，即所以治胆清肺；澄源，即所以治肾。

【点评】清金之方宜急投，澄源之品不可少。

王某背疡溃后余毒未净

痈从六腑生，疽从五脏生。营气不循，逆于肉理，乃生痈肿。此先圣论痈疽之大端，疡科之纲领也。证起月余，毒发于背，始初平塌不痛，药服温补内托，得以由阴转阳，焮肿溃脓腐化，新生疮口渐敛。无如一波未平，一波又起，日前龈微肿痛，渐次肿甚流血，病中饮食本少，兹因龈肿，米汁难啜。人以胃气为本，疡溃之后，胃气空虚，全借饮食精华，资其生气，既不安谷，仓廪必倾，何恃不恐。且疡后与产后同，理应培养气血，现下龈肿咽干，下利粪色如酱，利下龈肿稍松，利止肿痛复剧。详审病机，似乎余毒未清，奈病久困顿如斯，固正则火势不平，清火则正气不守。如何借箸，姑仿少阴不足阳明有余之例，宗玉女煎方法。

盖肾主骨，齿者骨之余，上龈属手阳明，下龈属足阳明。据理推详，冀图侥幸。

安波按：拟于玉女煎外，再参入清胃散意方，有升麻使清升浊降，丹皮以疏其下滞，则斯候之上下处病，厥义无遗漏矣。

【点评】从经络辨证立法用药，可谓高明。

王锡章肺肾虚喘畏补致脱

《经》云：呼出心与肺，吸入肾与肝。是肺主出气，肾主纳气。肺为气之主，肾乃气之根。

母藏子宫，子隐母胎，金水相生之义也。前商保金生水，纳气归根，正本澄源，治不为谬。据述服药脘中微觉痞闷，心疑药补，即不敢尝。此由胃虚不能传送药力之故，与补无干。如果补之为害，何喘不见增，病不见甚耶？《经》曰：能合脉色，可以万全。岂色悴神疲，喝喝不继者如是，而能以耗散收功者乎。先哲有云：喘生毋耗气，气本弱而复耗之，元本亏而复竭之，抱薪救火，入井下石，脱机甚速。勿怪言之不祥。

安波按：读至斯案，不觉浩叹。虽有回生妙术，奈不见信何。近来见夭枉者甚多，大抵彼寿固止于此，而吾之道终于不行，岂非命耶？

【点评】肺肾虚喘乃危急重症，当宜先救脱。

吴媪肺痹

恙经三月，脉大而急，证见呛咳气筑，胸满背胀，夜不安卧，卧则气冲，呼吸不利，目烂舌赤，口干心烦。审诸脉证，是属肺感燥邪，加之抑郁，痰气胶结，肺窍阻闭，清肃失司，酿成肺痹危险。盖肺为气之主，肺气逆则诸气皆因之而逆矣。平素质亏受补，兹则补剂不投，虽虚虚而病则实，不去其病，徒补无益。《经》云：诸气膹郁，皆属于肺。秋伤于燥，冬生咳嗽。计惟清燥宣痹，幸得胸展痹开，方许机关扭转，仿苇茎汤遵《金匮》法。服药四剂，喉口燥象稍减，舌根焦苔亦退，脉象依然，痹犹时发，甚则胸膈胀，喘喝不已，欲人捶摩，咯出浊痰，略觉宽展。病由燥邪蕴伏上焦，治节不行，痰壅无形之火，火灼有形之痰，交相为患。夫痹者闭也，内闭则外脱，至危至急，无如上焦不开，未能填补其下，是以每投补剂，其闭更剧。按：肺窍蕴结之痰，如屋之游，树之萝，石之苔，胶粘滋蔓，岂寻常消痰之品所能芟刈。原方加蒌皮、海石，轻清宣痹，病象未减，下虚不能纳补，上实通之无功。消补两难，颇为棘手。据述每痹甚时，惟饮菔水则痰气稍平，即此推求，定有顽痰胶粘肺管，阻塞气机，葶苈频投不应，惟有进步葶苈一法，非不虑及老人质亏难任，当此危迫，畏首畏尾，身其余几，奈何。葶苈、葶苈，乃《金匮》治肺痹两大法门，前因年高恙久，不敢骤用葶苈峻攻，惟取葶苈轻清宣痹，冀其病去，元气不伤，服药虽见小效，痹终未宣。前论燥热酝酿为痰，肺窍气机阻塞，清肃失司，因而逆满，却非谬语。夫顽痰滋蔓，譬诸顽民，不服王化，不忍猛而宽，则萑苻盗风，何由而息。所加葶苈，虽系无可如何，亦理之所当然，非徒行险侥幸也。现下痹势稍松，足见有故无殒，从来峻剂，原属可暂而不可常。然证经数月之久，痰热弥漫已极，甫得稍开，若旋行易辙，病根尚在，虑其复萌。今早鼻仍流血，可知肺火未清，方加石膏、山栀、竹沥彻其痰热余波，今夜得以痹再减轻，明日可为转手。老人病逾百日，痰凝气壅，肺痹不舒，上实下虚，原难想法，数番诊视，因其痰火势盛，不能受补，无已初投葶苈轻清宣肺，继进葶苈涤饮除痰，佐以膏、栀、竹沥，以彻痰热余波，此皆古人成法，非杜撰也。今痹象稍减，虚状渐露，高年恙久，恐其元气不支，商佐保金辅正。

安波按：先生用方用法，丝丝入扣，不比近来庸流淆乱笼统者也。

【点评】肺痹者肺窍气机阻塞，清肃失司，顽痰壅塞，除葶苈、葶苈外，可选蒌、杏、橘、贝，宣肺气，清痰热，宽胸顺气。

施妇感证

证逾三候，始而寒热溷淆，继则不寒单热，日晡热甚，黎明渐退。阅方初投逍遥，次用桃仁承气，愈医愈剧。食少便泻，足肿腹胀，热甚胀亦甚，热缓胀亦缓。若云肝气，未必发热，亦不必胀随热至。若云血痹，当在下焦，不应胀在中脘。求诸病因，非关气滞血凝，乃伏邪留着故也。《己任编》云：秋时晚发，感证似疟，本是伏暑之病，暑必挟湿，盘踞膜原，膜原即中焦部位，邪伏既久，乘时而发。自里达表，是以外热内胀。至于便泻足肿，更属湿病无疑。欲消其胀，须祛其邪，邪一日不去，胀一日不除。所谓伤寒究六经，温暑辨三焦。上焦不解，势必蔓延，中下淡渗，佐以微辛。盖无形之邪，未可作有形攻击耳。前议服药汗出，热退胀减，伏邪外达之机。盖暑湿伏邪，与风寒外邪不同，新邪当先彻表，伏邪当先清里，里清表自解也。日来兼见咳嗽，泻仍未止，按外感以嗽为轻，腑病以通为补，嗽泻均系伏邪之出路，不可止遏。

安波按：拟薄荷、山栀辛苦以清里热，茯苓皮、大豆卷、滑石、通草之甘淡以渗外湿，杏仁、橘红以开肺，半夏、佩兰以醒脾。

【点评】一透里热，一下湿热，里热清解之外尚需透达；湿热积滞通下方去，为伏邪外解之出路也。

江妇崩证

女子二七而天癸至，任脉通，太冲脉盛，月事以时下，故曰月经。经者常也，反常则为病矣。是以妇人首重调经，经调则百病不生，失调则诸证蜂起。夫血生于心，藏于肝，统于脾。而冲为血海，血犹水也。若江河之流行，设有枯涸崩决，其为患也大矣。求其致病之因，有谓血枯者，盖女子以肝为先天，素性多郁，木郁生火，火灼阴伤，以致经血日耗，地道不通。《经》言二阳之病发心脾。有不得隐曲，女子不月者，此也。有谓崩决者，崩如山冢崒崩，决如波涛横决。盖血属阴，静则循经营内，动则错经妄行。《经》言：阴虚阳搏谓之崩。阳气内动，发为心下崩者，此也。病经日久，形瘦阴亏，木火郁勃，旧春经阻崩晕，现又愆期两月，勿愁血之不行，切恐崩患复发。议养肾阴以济心阳，兼培冲任，冀其生生有自，血气调匀，无错妄之虞，复经常之度，不徒病去人安，更可勿药有喜。

安波按：拟自制补炼丸养肾阴以济心阳，培冲任以赞其职。

【点评】妇疾首重调经，调经则先调肝，肝气郁、肝血虚、肝阴亏、肝阳亢均可致月经先期而行或愆期而至，更需要注意调冲任，冲为血海，防再损八脉。

江氏子足痹误治成废

《经》云：风寒湿三气杂至，合而成痹。风气胜者为行痹。据述证由右足膝盖，痛引腿腨，渐移于左，状类行痹。行痹属风，治以驱逐，理不为谬。但邪之所凑，其气必虚，况童质禀薄，肾元未充，驱逐过猛，血气受亏。肝主筋，筋无血养则挛急；脾主肉，肉无气煦则枯瘦，以致腓日干，髀日肿，足不任地，酿成废疾矣。古云：治风先治血，血行风自灭。闻所服诸方，非全无治血之品也，无如桂、麻、羌、独，药性太狠，难以监制，故只见其害，不见其益。在病初血气未衰，犹可辅驱并行，今则疲惫如斯，尚有何风可逐，何络可通？倘再求速功，见病医病，非但病不能医，而命亦难保矣。要知疾即成废，欲图转泽回枯，诚非易事，惟有培补肝肾一法。膝为筋府，肝肾之脉，丽于足，足得血而能步。复有调养脾胃一法，四肢皆禀气于胃，脾病不能为胃行其津液，脉道不利，筋骨肌肉皆无气以生，故不用焉。脾强胃健，四肢得禀谷气，脉道流行，自能充肤热肉。二法虽不言治病，然治病之旨，在其中矣。

安波按：此症虽经治痊如语，而童质先禀薄弱，已见一斑，大约不寿之征矣。

【点评】此案中说"见病医病，非但病不能医，而病亦难保矣"。分析透彻，说理清楚，层次分明，实为治病必求其本。

叶翰周世侄感证反复状类内伤

曩议和中通腑，大便解后，痞闷渐舒，谷食稍进，时候寒暄不常，质虚最宜加感，以致寒热愈而复作。日来寒象虽除，热犹未净，脉虚近急，是属节外生枝，尚非本证变幻，特元亏未复，腠理空疏，起居最宜谨慎。若谓此番寒热不关外感，全属内伤，则是阴阳两虚，奇经为病，不应急骤至此。且内伤之寒热，当在日晡，日日如是，不能偶然。其状洒淅，亦不若此之重。据理推详，似当不类，现下大便又复旬余未解，腹中虽无所苦，总觉欠舒，呆补惟恐不受。所以然者，病由湿凝气滞而起，医药庞杂，胃腑欠和，输化失职故耳。淡养胃气，甘益脾阴，参以润肠，不至蹭蹬再生，自可渐跻蔗境。复诊便虽半月未圊，腹无所苦，下不嫌迟，毋庸呕呕。日前感复，寒热作后，至今申刻仍有微潮，热时口渴，交戌汗出始退，固属余波未清，但热久津液必伤，商进养阴，阴血下润则便通，非徒退热已也。感证反复，热盛阴伤，肠枯便结，叠进养阴濡液，热退餐加，脉急已平，神采渐转。据述昨午便圊燥粪依然，努挣艰难，足见病魔经久，元气受亏，津液未充，便通犹防复闭。按：救阳气当用建中，救阴液须投复脉。宗《千金》方法，佐以人乳、团鱼、燕窝，血肉有情，且俟液复虚回，胃强脾健，再议善后之图。

安波按：便闭一证，病患每有一通为愈之意。盖粪呆物也，必借中气之迭送，故便时努力则易下。屡见病后有一二月之久，体已复原，始得畅然下注，可见便闭一途，非徒补血润肠为能事，而益气顺气之助，岂可漠然不道乎？是以经文中气不足，溲便乃变。

【点评】此案乃感证反复，当遵中气不足，溲便为之变的意旨，又应注意气虚液亏不忘气机郁滞，故调气血、养阴液中既应益气，尚须顺气，方可称善后而圆满。

跋

吾宗观泉先生，博学工诗，而尤精于医。著声嘉道间，求诊者踵相接。名公巨卿，咸相倾印。盖先生每治一病，必详审立案，穷其病所由来，察其病所由伏，间有疑难之证，征引博洽，动中肯綮。举《灵枢》《素问》以后诸名家，融会贯通。师古而不泥，随证以立方，着手辄应，全活甚众。余昔年犹及接颜色，聆绪论，丰颐蔼度，仿佛如在目也。著有《医述》一书，最为详备。其余医案各种，亦经刊布行世，惜兵燹后，多遭灰烬。顷哲嗣北垣司马来鄂，述其先人手泽，尚有存本，第囊无余资，未克全付剞劂。拟先将医案三种，重为校刊，以桓习闻世德，嘱缀数言，用志颠末。余既敬其孝思，且冀先生全书将复接续付梓，俾广流传，则利人济世之功，岂浅鲜哉！爰不辞而为之跋。

光绪六年岁次庚辰秋九月后学桓生拜撰于汉皋龄薖次